［チャート付］
実践針灸の入門ガイド

主編＝朱江／翻訳＝野口創

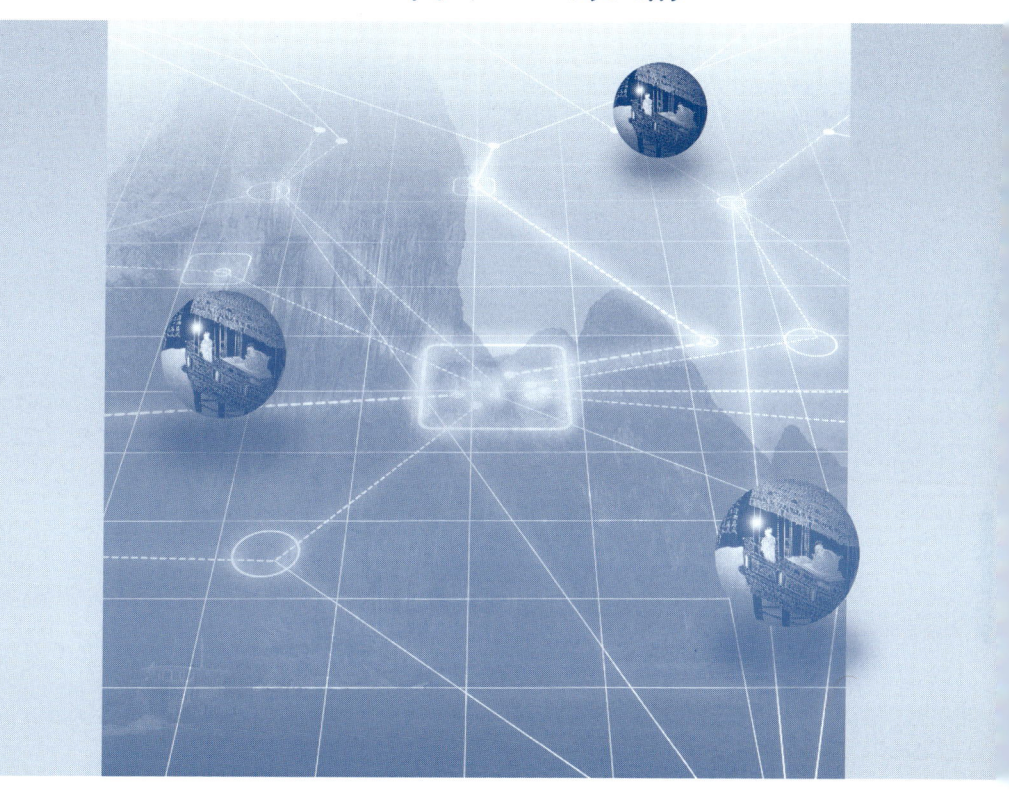

東洋学術出版社

日本語版序

　私は1980年代中頃より，北京中医薬大学において針灸の教鞭を執り，教育者として学生に対し針灸の理論および技術手順の講義を行ってきた。さらに，学生が教室における講義から現場での臨床へと，すみやかに移行できるようサポートし，患者の診察・治療という実際の業務において，彼らが中医学の針灸理論を的確かつ柔軟に運用できるよう指導してきた。

　そのなかで，針灸臨床における私自身の実践のなかから比較的有効な病例を取り上げて，教室での討論に用いることを試みてきた。各病例の弁証的思考の分析を通じ，学生が中医学における思考方法を理解・修得するためである。彼らの中医学の弁証論治および針灸治療プラン設定のレベルアップをはかることができればと願ってきた。

　この試みの結果，学生らの成長はめざましく，この指導方法は彼らからも好評であった。野口創氏（奈良・登美ヶ丘治療院 院長）は，この指導を受けた学生の1人である。さらに多くの学生がこの指導方法の恩恵を受けることができるよう，私と朱文宏氏らが共同で本書を執筆した。

　2004年から2005年の期間，私と私の同学の仲間によって，北京市など14都市99名の針灸科主治医師以上のスタッフに対し，「針灸臨床人材市場の需要に関するアンケート」を実施した。このアンケートのなかで，「針灸医師はどのような職業的資質を備えているべきか」という質問を加えたが，調査の結果，7つの職業的資質のうち「針灸の技術的能力を備えているべきである」が最も多く，「中医学的思考を備えているべきである」が2番目であることがわかった。ここからも，針灸医師にとって「針灸の技術的能力」と「中医学的思考」がたいへん重要なものであることがわかる。

　このたび，野口創氏が翻訳を担当して，『実用針灸医案表解』の日本語版が出版されることになった。私は，本書が日本の鍼灸師をめざす方々の学習をサポートするものとなることを心より願っている。と同時に，日本の多くの患者さんが彼らの針灸治療による恩恵を受けることができるよう願っている。

　最後に，読者の方々が本書を利用するにあたり，一般的な読み物としてご

覧いただくほか，自己研修のための学習書として利用されることをお薦めしたい．例えば，病例に対して，中医学針灸理論の知識を応用し，まず自身で病例分析を行ったうえで，われわれが提供した病例分析の内容を参考にするという方法や，いくつかの個別の病例を先に読んだ後，再度，自身で病例分析を実施するという方法である．すでに中医学の弁証法と針灸の診察・治療について基本的な知識を備えた学生であれば，10から20の病例の分析トレーニングを行うことで，比較的正確な分析を行うことができるようになるだろう．

朱　江

2010年1月26日　北京にて

本書を読むにあたって

　本書は,『実用針灸医案表解』(朱江主編, 中医古籍出版社, 2000年刊)を底本として翻訳したものである。
　ただし, 各症例の「病因病機の分析」の図の説明は原書になく, 訳者が執筆した。

　中医学の基礎理論をひととおり学びおえたら, 次のステップはその理論をいかに臨床に結びつけるかである。症例学習はこの問題を解決する有力な方法の1つである。

　本書は, 主編者である朱江らの実際のカルテを下敷きにして, 1例ごとに弁証, 治則, 取穴, 治療方法, 治療経過をシンプルにまとめたものである。最大の特徴は, 弁証に至る思考過程を「病因病機の分析」図としてチャート化した点にある。中医弁証特有の思考方法を図解することで, 初学者はその思考習慣を理解しやすくなる。

　本書の使い方として, 通読するだけでなく, 症例ごとに「症状」の項目をご覧になった後, ノートなどに病因病機図を自ら描いてみることをお勧めしたい。「病因病機の分析」および「図の説明」は, その回答および解説として活用していただくことで, 弁証論治の実践トレーニングになる。

　本文中( )で表記しているものは原文注であり, 〔 〕で表記しているものは訳者注である。なお,「病因病機の分析」の図の説明は, 訳者が執筆した。この部分についているアステリスク(＊)は訳者注であり, 巻末に「訳注一覧」としてまとめた。

(編集部)

iii

目 次

日本語版序 ……………………………………………………… i
本書を読むにあたって ………………………………………… iii

第1章　内科

[症例1]　咳嗽（慢性気管支炎の急性発作）………………………… 1
[症例2]　咳喘（喘息性気管支炎・肺気腫）………………………… 3
[症例3]　咳喘 ………………………………………………………… 6
[症例4]　胃痛（十二指腸潰瘍・慢性びらん性胃炎）……………… 9
[症例5]　胃痛（胃下垂）……………………………………………… 11
[症例6]　嘔吐 ………………………………………………………… 13
[症例7]　噎膈〔嚥下困難〕（慢性咽頭炎・噴門無弛緩症〔食道アカラシア〕）… 16
[症例8]　泄瀉 ………………………………………………………… 19
[症例9]　泄瀉（慢性結腸炎〔大腸炎〕）…………………………… 22
[症例10]　脇痛（胆石症）…………………………………………… 24
[症例11]　脇痛 ……………………………………………………… 26
[症例12]　頭痛 ……………………………………………………… 29
[症例13]　頭痛 ……………………………………………………… 32
[症例14]　頭痛（緑内障・白内障）………………………………… 34
[症例15]　頭痛（神経性頭痛）……………………………………… 37

［症例16］頭痛 …………………………………………………… 40

［症例17］頭痛（高血圧症・狭心症）………………………… 42

［症例18］眩暈（メニエール病）……………………………… 44

［症例19］眩暈 …………………………………………………… 46

［症例20］眩暈 …………………………………………………… 48

［症例21］不眠（神経症）……………………………………… 51

［症例22］癇証（てんかん）…………………………………… 53

［症例23］気厥 …………………………………………………… 56

［症例24］鬱証 …………………………………………………… 59

［症例25］鬱証（胃粘膜脱）…………………………………… 61

［症例26］鬱証 …………………………………………………… 65

［症例27］顔面痛 ………………………………………………… 68

［症例28］顔面痛（表層性胃炎）……………………………… 71

［症例29］顔面腫 ………………………………………………… 75

［症例30］胸痺（狭心症・慢性表層性胃炎）………………… 78

［症例31］中風（中経絡）（椎骨脳底動脈循環不全・高血圧症）……… 81

［症例32］痺証（痛痺）………………………………………… 84

［症例33］痺証（皮痺）………………………………………… 86

［症例34］痺証（脈痺）………………………………………… 88

［症例35］痺証（肉痺）………………………………………… 90

［症例36］痺証（筋痺）（坐骨神経痛）……………………… 92

［症例37］痺証（骨痺）………………………………………… 94

［症例38］痺証（骨痺）（レイノー氏病）…………………… 96

［症例39］痺証（骨痺）………………………………………… 99

v

[症例40] 水腫 ……………………………………………………… 102

[症例41] 水腫 ……………………………………………………… 104

[症例42] 遺精 ……………………………………………………… 107

[症例43] 陽萎 ……………………………………………………… 109

[症例44] 睾丸痛 …………………………………………………… 112

[症例45] 二便自遺（腰椎圧迫骨折・馬尾神経症候群）………… 115

[症例46] 漏肩風〔肩関節周囲炎・五十肩〕……………………… 118

第2章　外科

[症例47] 纏腰火丹〔帯状庖疹・ヘルペス〕……………………… 121

[症例48] 丹毒〔連鎖球菌による感染症〕………………………… 123

[症例49] 風疹（蕁麻疹）…………………………………………… 127

第3章　婦人科

[症例50] 崩漏（機能性子宮出血）………………………………… 131

[症例51] 崩漏 ……………………………………………………… 134

[症例52] 痛経〔月経痛〕…………………………………………… 136

[症例53] 痛経〔月経痛〕…………………………………………… 139

[症例54] 痛経〔月経痛〕…………………………………………… 141

[症例55] 経期嘔吐〔月経期嘔吐〕………………………………… 144

[症例56] 絶経前後諸症（更年期障害）…………………………… 147

[症例57] 帯下病 …………………………………………………… 150

[症例58] 陰挺（子宮脱）…………………………………………… 150

［症例59］ 乳癰〔乳腺炎〕································· 155
［症例60］ 乳癰（急性乳腺炎）······························ 158

第4章　小児科

［症例61］ 小児泄瀉（消化不良性下痢）······················ 161

第5章　五官科

［症例62］ 目翳（角膜潰瘍）································ 165
［症例63］ 耳鳴 ··· 168
［症例64］ 鼻淵（アレルギー性鼻炎）························ 170
［症例65］ 鼻塞（鼻腔慢性潰瘍，手術前は慢性肥厚性鼻炎）······ 172
［症例66］ 口破（口腔内扁平苔癬）·························· 175

訳注一覧 ··· 177
あとがき ··· 201

第1章 内科

症例1
咳嗽（慢性気管支炎の急性発作）
患者：46歳・女性

症状

現症：急性発作の4日前から痰を伴う咳が続いている。咳の発作が始まる何日か前に身体が冷える状態にあったので，咳の発作が起こったと考えられる。

現在，発作性の咳が頻繁に起こり，夜間はさらに咳の症状が重くなる。入眠が困難で，泡状で粘液状の痰が出る。痰の量は中程度である。さらに胸悶〔胸苦しさを伴う不快感〕・息切れを伴う。西洋薬の咳止め薬を服用したがはっきりとした効果はない。12年もの間，同様の症状（痰・咳）が，冬になると起こり3～4カ月も続く。

脈診：弦滑脈
舌診：白厚膩苔

治療

弁証：風寒襲肺・内引伏痰
治則：温肺散寒・化痰止咳
取穴：肺兪 ── 宣肺利気
　　　大椎 ── 疏風散寒
　　　天突 ── 化痰止咳
治療方法：棒灸で各経穴を20分間温める。
治療経過：治療当日の夜，咳嗽の軽減を自覚できた。痰の量も減少し，さ

第1章　内科　1

らにすぐに入眠できるようになった。合計3回の治療を経て，その他の諸症状も消失した。

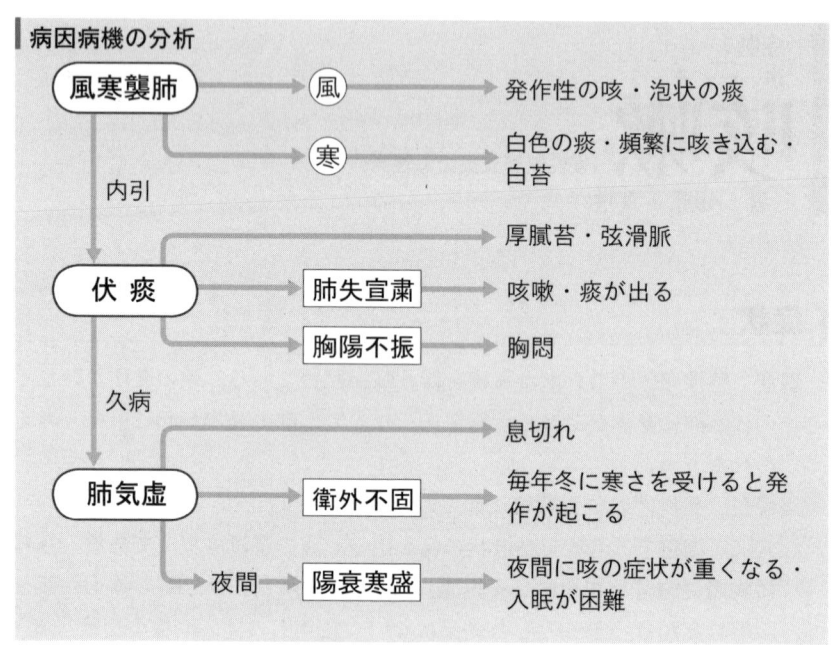

| 図の説明 | ◇風邪・寒邪が肺衛を侵襲する（風寒襲肺*）ことにより，肺気の宣発機能が失調し，発作性の咳嗽が頻繁に起こる。津液は停滞すると痰を形成し，風寒の邪の影響で痰は白色となる。
◇長く体内に停滞する痰飲である伏痰が胸部に停滞すると，肺の宣粛機能が失調して（肺失宣粛*），咳嗽・痰が出る。さらに伏痰が胸部に停滞すると，胸陽不振となり胸悶を起こす。また，伏痰の痰飲が原因で厚膩苔・弦滑脈となる。
◇咳嗽が長期に及ぶと肺気を損傷し，肺気虚となる。そのために衛外不固となり，腠理が緩み，特に冬期の風寒の邪に侵入されやすくなり，咳嗽の発作が起こる。
◇夜間には陽気が衰退することにより寒気が盛んになり（陽衰寒盛*），肺気をいっそう損傷し，咳の症状が重くなり，入眠が困難となる。 |

症例2
咳喘 （喘息性気管支炎・肺気腫）
がいぜん

患者：65歳・女性

症状

現症：咳とゼイゼイと息切れする状態が30年続いている。毎年冬になると頻繁に起こる。最近の10年はさらに症状が悪化している。咳は軽度で，泡状で白色のサラッとした痰が出る。痰の量は中程度である。少し動くとゼイゼイと息切れがする。呼気は多いが吸気は少ない。寒がり，四肢が冷える，動悸があり汗が多く出る，食欲不振，疲労感がある，感冒に非常にかかりやすい，身体は痩せている，精神的疲労もある，発する声は低く力がない。

脈診：沈細脈

舌診：薄白苔

治療

弁証：肺腎両虚

治則：補益肺腎・納気平喘

取穴：膻中――――寛胸理気

　　　腎兪――――益腎納気

　　　湧泉――――降逆気

　　　肺兪――――補肺平喘止咳

治療方法：夏，経穴の上に「冬病夏治」〔冬に起こる病を症状の出ない夏の時期に治療する〕の目的で消喘膏を貼る。

治療経過：1年目の夏，膏薬による治療を行った結果，同年の冬，咳とゼイゼイと息切れする状態が軽減し，さらに食欲が増進し感冒にかかる回数も減少した。患者自ら，3分の2以上症状が好転したと述べた。2年

目の夏,さらに膏薬による治療を行った後,同年の冬,咳・痰が消失した。ゼイゼイと息切れする状態も明らかに減少した。疲労感がとれ,体力が回復した。体力を使うような一般的な労働も可能になった。3年目の夏もさらに同じ治療を続けた。6年後に患者を訪問した際,咳喘の症状は再発していなかった。ただ,働きすぎて疲労した後には息切れがする。治療後,薬は一切服用していない。

病因病機の分析

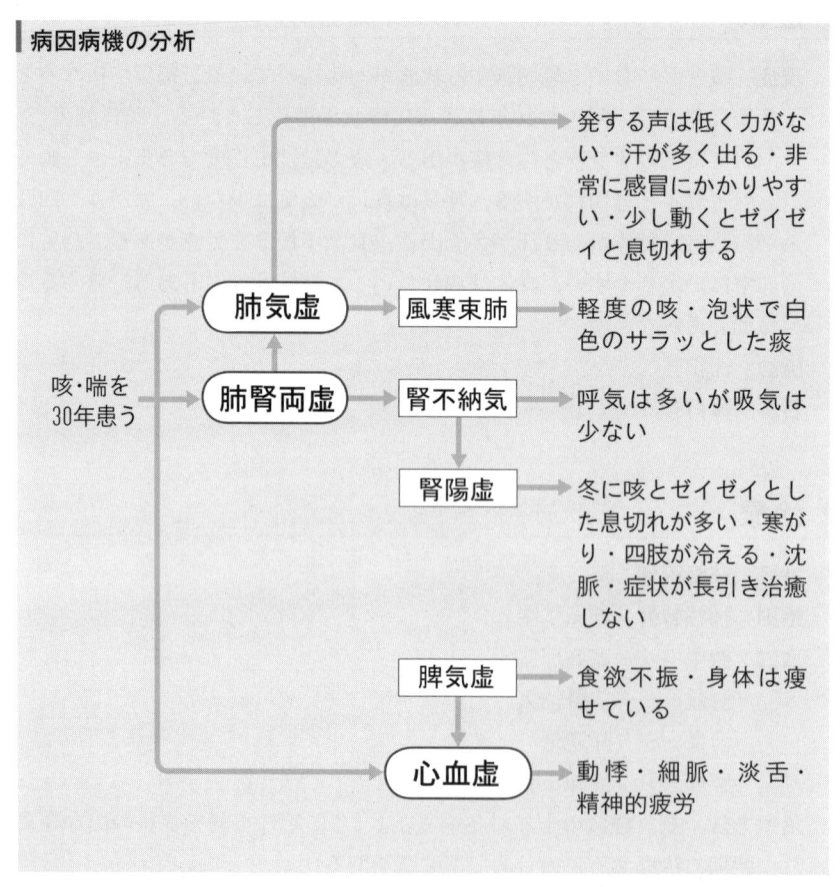

| 図の説明 | ◇咳・喘を30年患い肺腎両虚*にいたる。咳が長期にわたると肺気を損傷し,肺気虚*となる。肺気虚のために衛外不固*となり,腠理が緩み自汗, |

感冒にかかりやすくなる。気虚のために動くと気を消耗し，喘息はいっそうひどくなる。さらに，声にも力が入らなくなる。

◇風寒の邪が肺に侵襲し，肺気が拘束される（風寒束肺*）と，宣発機能が失調して咳が起こる。邪の侵襲により津液の流れが滞り，痰が形成される。痰は白色のサラッとした痰となる。

◇肺腎両虚から喘息・息切れが起こる。さらに腎不納気*となり，呼気は多いが吸気は少なくなる。

◇腎陽虚*のために温煦作用が失調すると，寒がり・四肢の冷えといった症状が起こる。陽虚のため冬には症状がさらに重くなる。また「久病入腎」〔久病傷腎*参照〕の考えから，病が腎に入ると，症状は慢性化し治癒は困難になる。

◇脾気虚*のために脾の運化機能が低下すると，食欲不振となり，気血の生成が十分でなくなるので，身体は痩せる。

◇心血虚*のために心の栄養状態が悪くなると，心動不安・精神的疲労（心気虚），さらに動悸が起こる。また血虚によって細脈・淡舌となる。

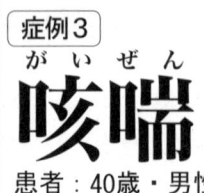

症例3
咳喘(がいぜん)
患者：40歳・男性

症状

現症：初診日は1993年3月20日。咳とゼイゼイと息切れする状態が10日余り続いている。喘息を患い20年余りになる。頻繁に反復的に発作が起こる。何日か前に感冒にかかり，感冒が今回の喘息を誘発した。咳・ゼイゼイとした息切れ等の気虚症状が現れるが，痰はない。自覚症状として，口内・鼻腔内が乾燥し痛み，熱感を帯びている。鼻と唇が乾燥し赤く熱感があり，痛みを伴う。顔色は暗紅色で身体は痩せている。心煩〔イライラ〕のために睡眠は不安定である。

脈診：細数脈

舌診：紅・痩・乾燥舌

治療

弁証：風熱襲肺・虚火上炎

治則：疏散風熱・滋陰降火

取穴：迎香――疏散風熱・瀉口鼻之火
　　　魚際――疏散風熱・降肺平喘
　　　肺兪┐
　　　　　├疏散風熱・調理肺気
　　　風門┘
　　　太谿――滋陰降火

治療方法：肺兪・風門には毫針を得気する程度に浅刺し，置針はせずに抜針後，血液を1滴絞り出す。太谿は毫針で刺入時，針のひびきを足底まで届かせる。その他の経穴は瀉法で5分置針（迎香は抜針後自然に血液を何滴か出血させる）。

治療経過：抜針後，患者の主訴である口内・鼻腔内の乾燥した痛み，熱感を帯びていた症状が明らかに軽減した。心煩も治まった。翌日再診し，前日と同じ治療に加え照海にも刺針したところ，口内・鼻腔内の乾燥がさらに軽減した。4回の治療ですべての主たる症状は消失した。

病因病機の分析

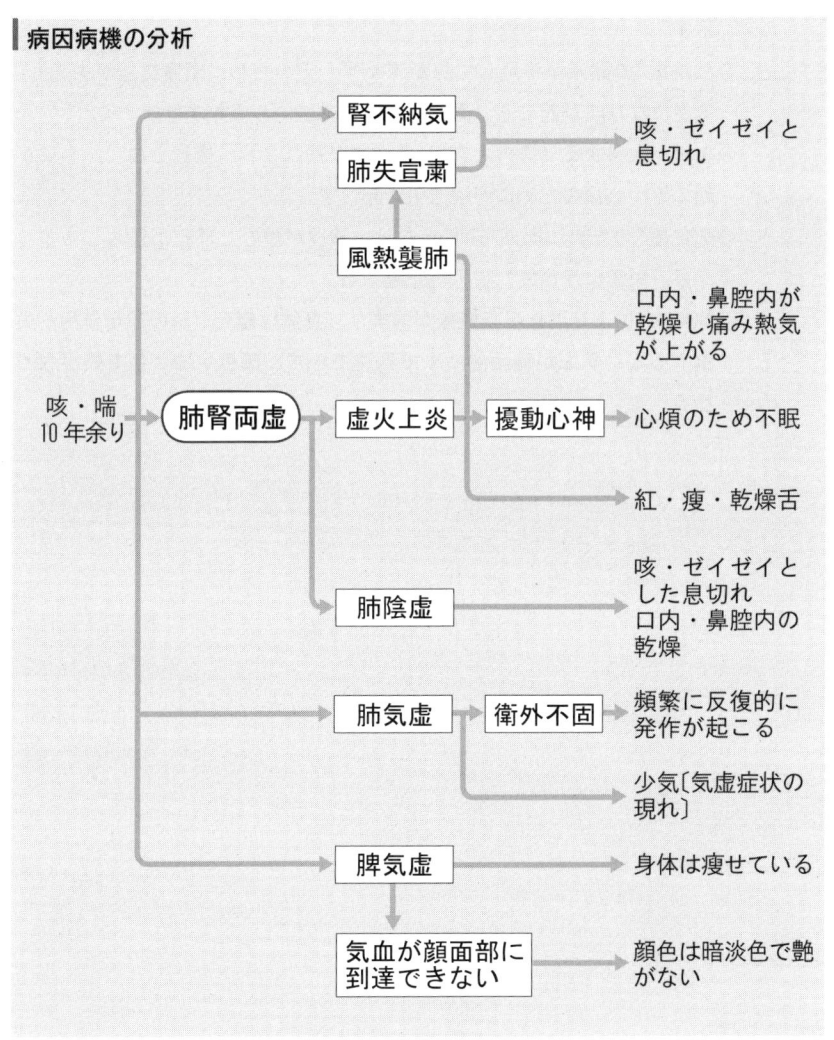

図の説明

◇咳・喘を10年余り患い，久病から肺腎両虚*になる。腎気が虚弱なために腎不納気*となり，さらに風熱の邪によって肺の宣散・粛降の機能が失調し，咳とゼイゼイと息切れする症状が現れる。

◇さらに風熱の邪が肺を襲い（風熱襲肺*），症状が悪化する。風熱の邪の影響で口内・鼻腔内が乾燥して痛み，熱感を帯び，紅・痩・乾燥舌を示す。

◇肺陰虚*で陰液が不足して肺が潤わず，そのために清粛機能が失調し，気逆になり咳が起こる。同時に口内・鼻腔内も潤わず乾燥する。

◇虚火が上昇する（虚火上炎*）と心神が攪乱され（擾動心神*），心煩が起こる。心煩のために不眠を引き起こす。

◇肺気虚*のために衛外不固*となり，腠理が緩むと邪気が侵入しやすくなり，頻繁に反復的に咳・喘が起こる。

◇脾気虚*により消化吸収機能が弱まり，身体は痩せ，脾の運化作用が失調すると，気血が顔面部にまで到達できず，顔色が暗淡色で艶がなくなる。

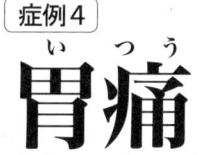

胃痛（十二指腸潰瘍・慢性びらん性胃炎）

患者：22歳・男性

■ 症状

現症：胃上部付近に鈍痛が現れて1カ月余りになる。随伴症状は，不眠・食欲不振・無力感。胃カメラ検査の結果，十二指腸球部後壁に0.5×1.0cmの潰瘍が見つかった。胃粘膜にも中程度の炎症が認められる。

脈診：沈細脈

舌診：白苔

■ 治療

弁証：脾胃虚弱

治則：健脾益胃

取穴：中脘 ┐
　　　章門 ┴ 従陰引陽 ┐
　　　　　　　　　　　├ 補益脾胃
　　　脾兪 ┐　　　　　│
　　　胃兪 ┴ 従陽治陽 ┘

　　　足三里 ┐
　　　三陰交 ┴ 和胃健脾・昇清降濁

治療方法：毫針で1日おきに刺針し，取穴したすべてに補法を加える。

治療経過：20回余りの針治療を経て諸症状は消失した。舌苔・脈状ともに正常になる。胃カメラの再検査を受けたが，潰瘍部分は治癒し，胃粘膜の炎症もごく軽度の炎症が認められるぐらいにまで回復した。

第1章　内科

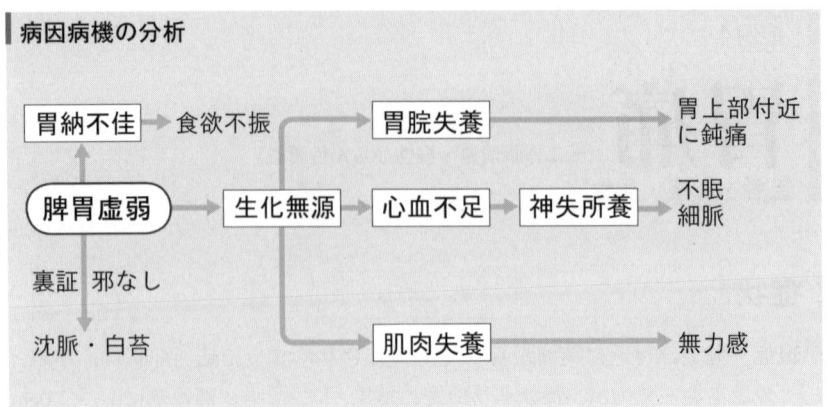

| 図の説明 | ◇脾胃虚弱*の主症状として消化機能障害が現れ，沈脈・白苔を示す。
◇胃の受納作用が弱り（胃納不佳*），食欲不振となる。
◇本証は裏証であり外邪はない。脾胃虚弱から気血の生成に影響（生化無源*）し，心血も不足するようになり，心神が滋養されず栄養状態が悪くなる（神失所養*）と不眠が起こる。気血の生成不足から筋肉，皮膚が滋養されず（肌肉失養*），無力感が起こる。血虚から細脈となる。 |

症例5

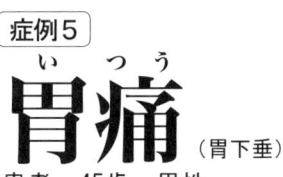

胃痛 (胃下垂)
いつう

患者：45歳・男性

症状

現症：胃上部付近の痛みが7年間続いている。7年前から胃上部に墜脹感があり，さらに疼痛を伴う。随伴症状は，腸が鳴る・便秘・食が細い・身体は痩せている・顔色はやや黄色い。

脈診：緩脈

舌診：淡紅舌・白苔

治療

弁証：脾胃気虚・昇挙無権

治則：健脾益胃・昇提中気

取穴：足三里 ─┐
　　　中脘 　─┴─ 健脾益胃・昇提中気

　　　公孫 ─── 和胃止痛

　　　天枢 ─── 調理腸胃

治療方法：足三里に直刺1.0〜1.5寸，中脘・公孫・天枢に各直刺0.8〜1.2寸

治療経過：足三里に刺入時，患者自身が針のひびき・痺れ感が大腿部外側に沿って上に向かって伝わり胃上部にまでいたると告げる。刺針中，実際に患者の上腹部に震えがみられた。針治療後，明らかに不快症状が軽減した。以後7回の治療ですべての自覚症状は消失した。

病因病機の分析

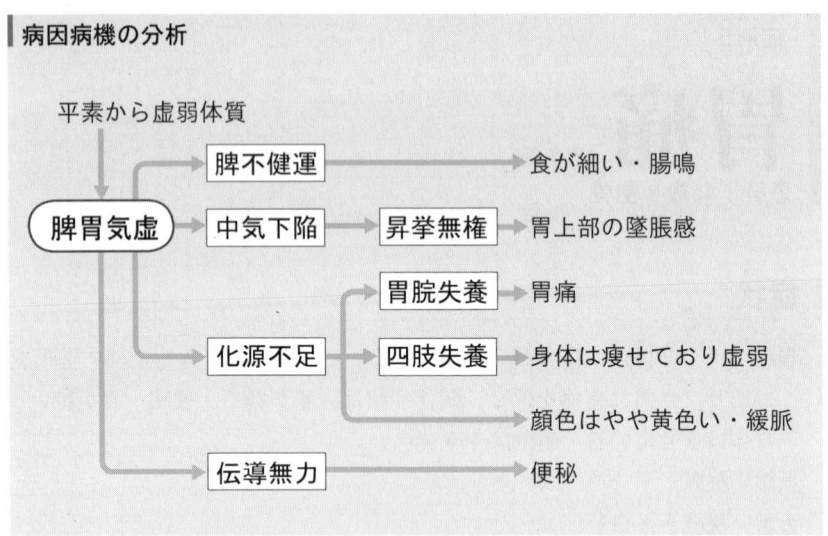

図の説明	◇平素から虚弱体質のため脾胃気虚*となり,脾の運化作用が失調し(脾不健運*),食が細くなり,腸鳴が起こる。 ◇気虚のため昇提作用が失調し,中気下陥*となり(昇挙無権*),胃上部の墜脹感を引き起こす。 ◇脾胃気虚のために気血の生化が不足し(化源不足*),顔色はやや黄色く,緩脈となり,さらに四肢に気血が運ばれず,栄養不良状態になり(四肢失養*),身体は痩せ,虚弱体質となる。 ◇脾胃気虚のため伝導無力*となり,便秘を起こす。

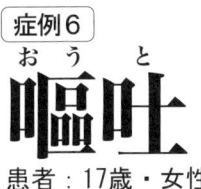

症例6 嘔吐（おうと）
患者：17歳・女性

症状

現症：嘔吐を繰り返すようになり10年余りになる。早産だったこともあり，幼い頃から食事が不摂生だとすぐに嘔吐が起こり止まらない。この症状が原因で，患者は学業を継続できず退学した。甘いものを好み，生ものや冷たいものは食べられない。顔色はやや黄色く，身体は弱く痩せている。月経は遅れることが多く，血量はときに少なくときに多い，血塊はない。睡眠は正常。

脈診：細数脈

舌診：黄膩乾燥苔

治療

弁証：脾胃湿熱・胃気不降

治則：清熱化湿・降逆止嘔・健脾和胃

取穴：中脘 ┐
　　　内関 ┴ 和胃降逆止嘔

　　　足三里 ┐
　　　陰陵泉 ┴ 健脾化湿

　　　公孫 ── 理脾和胃

　　　委陽 ── 清利湿熱

　　　脾兪 ┐
　　　胃兪 ┴ 健運脾胃

治療方法：嘔吐発作期は毎日1回の針治療を行い，緩和期は隔日1回の針治療を行う。また，配穴は病状により多少の違いがある。

第1章　内科　13

治療経過：１クールの治療中で嘔吐はすぐに止まった。その後，体質改善のためさらに５クールの治療を継続した。治療を止めてから現在までの１年間，嘔吐は再発していない。

病因病機の分析

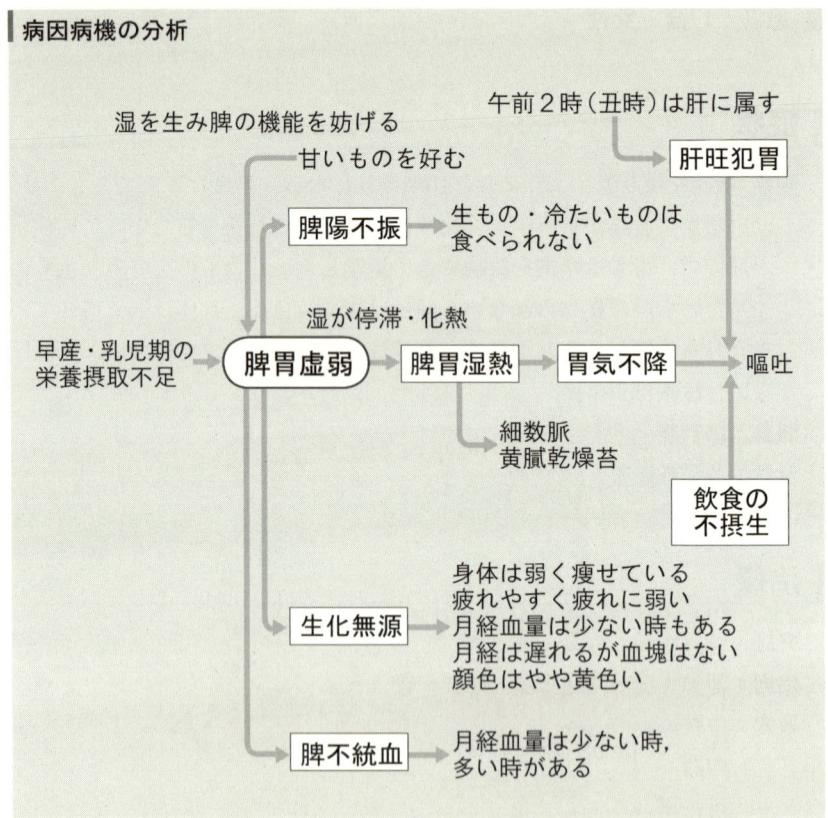

図の説明	◇早産・乳児期の栄養摂取不足や，甘いものの過食・飲食の不摂生が脾胃を損傷し，脾胃虚弱*となる。 ◇脾胃虚弱・脾気不足がさらに進行し，脾陽不振*となり陽虚内寒*になると，生ものや冷たいものは食べられなくなる。 ◇脾胃虚弱は，気血の生成に影響して化源不足となり（生化無源*），身体は弱く，痩せ，疲れやすい。月経血量は少ない時がある。月経は遅

れるが血塊はない。顔色はやや黄色くなる。
◇さらに脾胃虚弱は脾の統血機能を低下させ（脾不統血*），月経の周期に影響を及ぼす。月経血量は少ない時，多い時があり不安定。
◇脾に湿邪が停滞し，脾胃が阻害され，脾の運化機能が失調した状態がなかなか改善されず，湿邪が鬱滞して熱化し，湿熱の邪が脾胃を侵犯し，脾胃湿熱*となると細数脈・黄膩乾燥苔が現れる。
◇湿邪が阻滞し胃気が降りなくなる（胃気不降*）と，嘔吐を起こす。さらに嘔吐の原因として，飲食の不摂生や，午前2時（丑時）は肝に属すことから，肝旺犯胃*も影響している。

症例7

噎膈
いっかく
〔嚥下困難〕（慢性咽頭炎・噴門無弛緩症〔食道アカラシア〕）

患者：31歳・女性

症状

現症：咽喉部に違和感があり，嚥下困難になって3年になる。3年前，ひどく怒ったこと〔ストレス〕がきっかけで咽喉部に違和感が起こり，何かものがのどにつまったように感じるようになった。嚥下困難も同時に始まった。食べものなどは，まず冷ましてからお茶やスープなどの水分で流し込むようにしないと食べられない。症状自体は軽い時もあれば，重い時もある。仕事に行くと症状が重くなる（食堂に勤務）。月経周期は早く，月経血は赤黒く，血塊が混じる。身体は肥満傾向にある。

脈診：（−）

舌診：やや胖大舌・白苔

治療

弁証：肝鬱脾虚・痰気互結

治則：疏肝健脾・化痰理気

取穴：太衝――舒肝理気・通経活血
　　　中脘――健脾益気・化痰和胃
　　　内関――理気和胃
　　　合谷――清胃利咽
　　　天突――化痰利咽
　　　百会――平肝解鬱

治療方法：毫針で太衝・合谷に瀉法を施す。中脘には補法を施す。ほかの経穴は平補平瀉法。

治療経過：治療の翌日，食べものを流し込むために飲んでいたお茶などの

量が3分の1にまで減った。その後，胃カメラによる胃の検査を行い再び症状が悪化したが，さらに針治療を行い軽減した。その後感冒にかかり再び咽喉部の症状が重くなる。さらに針治療を行い軽減した。合計10回の針治療により諸症状は消失した。

病因病機の分析

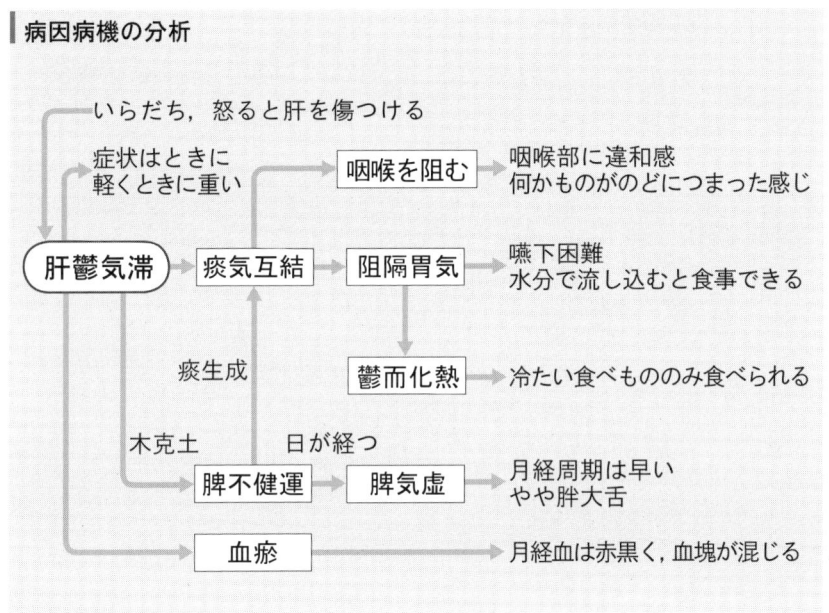

| 図の説明 | ◇いらだち，怒る〔ストレス〕と肝を傷つけ，肝の疏泄機能が失調し，気機が鬱滞する（肝鬱気滞*）。情緒の変化により症状はときに軽くときに重い。
◇肝鬱により気機が失調し，肝が脾に影響を及ぼし〔肝（木）が脾（土）を克し〕，脾不健運*となる。さらに日が経つと脾気虚*になり，脾不統血*から固摂作用が失調し，月経周期は早くなる。脾の運化機能低下で舌はやや胖大となる。
◇気が結し，脾の運化機能低下から痰を生成し痰気互結*となり，痰が胸膈部・咽喉部に鬱結したため，咽喉部に違和感を生じ，何かものがのどにつまったような異物感・閉塞感が起こる。 |

◇また，胃気の流れが隔てられ（阻隔胃気*），胃気が上逆し胃失和降となり嚥下困難が起こり，水分で流し込まなければ食事ができない。
◇気鬱が長期化し脾胃が化熱する（鬱而化熱*）と，熱性を嫌い，冷たいもののみが食べられる。
◇さらに肝鬱気滞から血液が凝滞し（血瘀*），月経血は赤黒く，血塊が混じる状態になる。

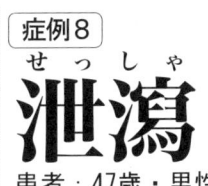

症例8
泄瀉
せっしゃ

患者：47歳・男性

症状

現症：下痢が8年続いている。ふだんから冷たいもの・生ものを多く食べ，お腹が減ったり減らなかったりと一様でない。下痢などの症状が少しずつ起こり，最近の3年は諸症状が重くなっている。1日に4〜7回，下痢をする。特に夜明け前・早朝の下痢がひどい。食後は腹部が張り，痛む。手のひらで腹部を押さえると痛みは軽減する。冷たいもの・生ものを食べると症状は重くなる。腹痛が起こると必ず下痢を伴う。随伴症状は，腹部に下垂感がある・顔色はやや黄色く艶がない・四肢に力がない・体重減少・自汗がある。

脈診：沈細脈

舌診：淡舌

治療

弁証：脾腎陽虚・中気下陥

治則：滋補脾腎・昇陽止瀉

取穴：天枢 ——— 調理腸胃・理気止痛

　　　神闕 ——— 健運脾陽・和胃理腸

　　　関元 ——— 温腎壮陽・培補元気

　　　足三里 —— 健脾和胃・健脾通絡

　　　脾兪 ——— 健脾化湿

　　　腎兪 ——— 補益腎陽

　　　大腸兪 —— 調理腸腑

　　　命門 ——— 培元固本・補腎温陽

第1章　内科　19

治療方法：足三里に刺針後，灸頭針。その他の経穴には中程度の巻き艾を生姜片の上に置き隔物灸とし，各経穴に5壮ずつ施灸する。治療は毎日1回。10回を1クールとし，1クール終了後，5日間治療をあけ，次のクールへと進む。1回の治療で4穴に施灸し，毎回，施灸する経穴を交換する。

治療経過：3クールの治療後，下痢は治まり全快した。

病因病機の分析

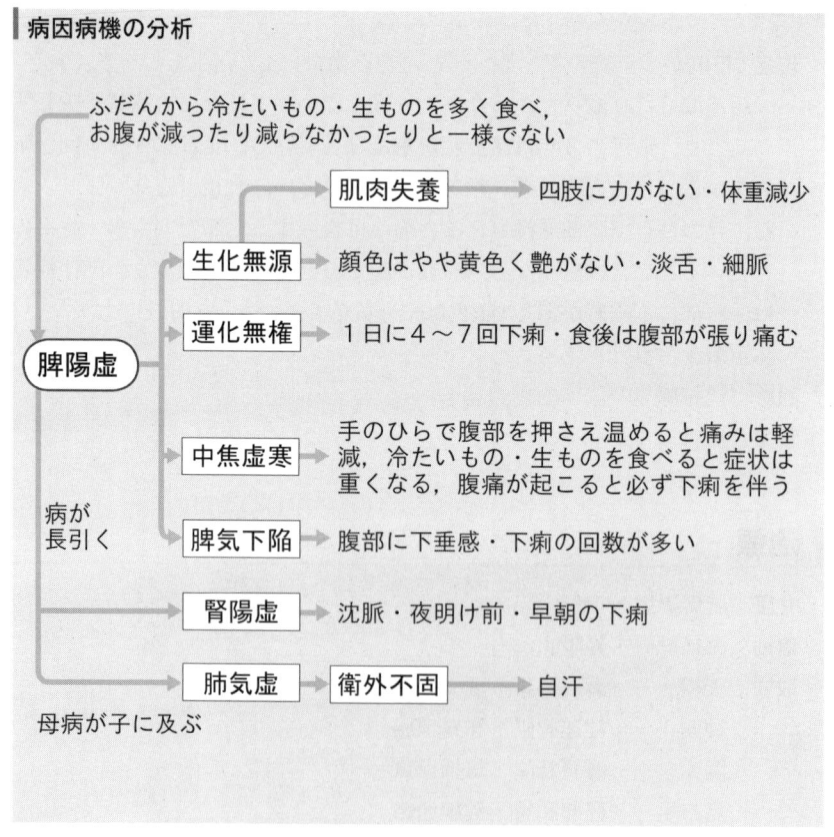

図の説明　◇お腹が減ったり減らなかったりと一様でなく，冷たいもの・生ものを多く食べ，消化機能が低下し，脾気虚*が進行して脾陽虚*となる。脾陽虚が長期にわたって改善されないと，腎陽虚*となり，夜明け前・早

朝の下痢が起こり，脈は沈となる。
◇脾陽虚のため肺に精を輸布できなくなると，肺気虚*（母病が子に及ぶ）となる。肺気虚のために衛外不固*となると，腠理が緩み自汗を起こす。
◇脾陽虚のために運化機能が悪くなる（運化無権*）と，下痢がひどく回数も多くなる。また食後は腹部が張り，痛む。
◇脾陽虚のために温煦作用が機能せず，寒気が内生し，中焦虚寒*になると，腹痛を起こし下痢になる。さらに冷たいもの・生ものを食べると症状は重くなる。また手のひらで腹部を押さえ温めると痛みが軽減（喜温喜按）するのは，虚寒の特徴である。
◇泄瀉・下痢が長引き脾気虚が進行すると，脾気（中気）下陥*となり，腹部に下垂感が起ったり下痢の回数が多くなる。
◇脾陽虚のために気血が正常に生化されず生化無源*となると，肌肉失養*となり四肢に力がなくなり，体重は減る。さらに気血の生化不足によって，顔色はやや黄色く艶がなくなり，淡舌・細脈となる。

症例9

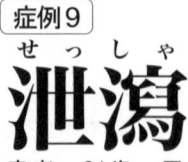

泄瀉 <small>せっしゃ</small> （慢性結腸炎〔大腸炎〕）

患者：31歳・男性

症状

現症：下痢の発作が反復的に起こる状態が5年続いており，この1週間，症状がさらに重くなっている。5年前に寒邪・湿邪を感受し，冷たいもの・生ものを多く飲食し下痢が起こるようになった。下痢は反復的に起こる。最近の1週間は毎日4〜7回下痢をする。大便には粘液と消化されていない食べものが混じる。随伴症状は，左側下腹部痛・顔色は黄色・体重減少・食欲不振・何も飲みたくない。

脈診：緩弱脈

舌診：淡紅舌・薄白膩苔

治療

弁証：寒滞腸腑・脾胃虚弱

治則：健運脾胃・温中化湿

取穴：章門―――温中化湿

　　　天枢 ┐
　　　関元 ┘―通調腸腑・理気止痛

　　　水道―――利小便・実大便

　　　脾兪 ┐
　　　足三里┘―健運脾胃

治療方法：毫針で毎日1回刺針する。

治療経過：2週間の治療後，諸症状はすべて軽減した。排便は1日1回に戻った。その後，定期的に何年間か患者を訪問したが，再発していない。

病因病機の分析

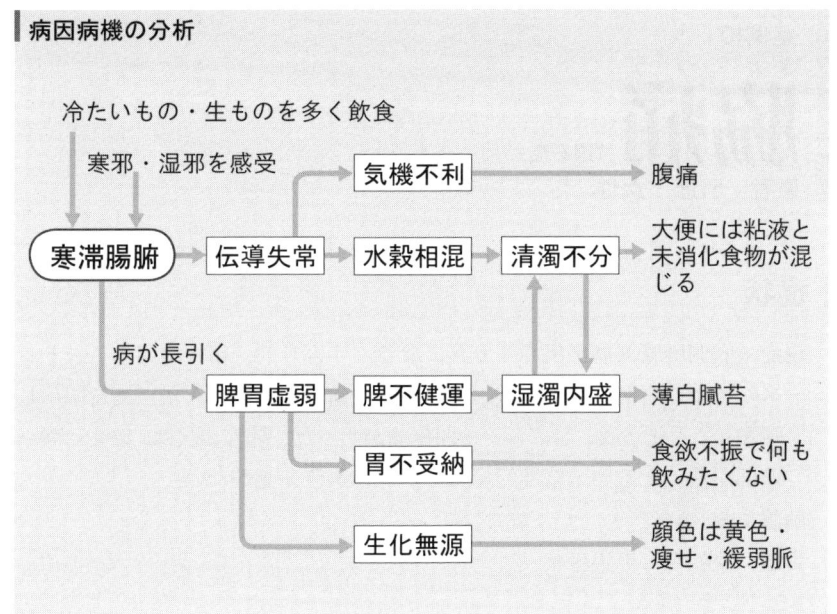

図の説明	◇冷たいもの・生ものを多く飲食し，胃腸に負担をかけ，さらに寒邪と湿邪が互いに結合して腸腑を侵襲し，寒湿の邪が腸腑に阻滞する（寒滞腸腑*）と，伝導機能が失調し（伝導失常*），気機が阻滞される（気機不利*）ので，腹痛を起こす。大腸の伝導機能が失調したため，水穀の精微（清）と糟粕（濁）が混じり合い（水穀相混*）排便されるので，便には粘液と未消化食物が混じる。 ◇寒湿が腸腑に阻滞し，長い間改善されなければ，脾胃が寒湿に損傷され脾胃虚弱*となる。脾の運化機能が悪くなる（脾不健運*）と湿気が旺盛になり（湿濁内盛*），薄白膩苔となる。また胃の受納機能が悪くなる（胃不受納*）と，食欲不振となり，何も飲みたくなくなる。 ◇脾胃虚弱は気血の生化にも影響するので，生化無源*となり，顔は黄色く，痩せ，緩弱脈となる。

症例10
脇痛 （胆石症）
きょうつう
患者：51歳・女性

症状

現症：右側胸脇部痛が出て4カ月になる。4カ月前，精神的刺激〔ストレス〕により右側胸脇部に差し込むような痛みが誘発された。薬を服用し緩和した。その後，しばらくの間疼痛があった。随伴症状は，嘔吐・高熱・背部が重くだるい・精神的疲労・顔色は黄色く艶がない。

脈診：細弦脈

舌診：淡紅舌・舌辺暗紫

治療

弁証：肝胆湿熱

治則：疏泄肝胆・清利湿熱

取穴：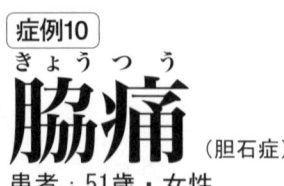

日月 ―― 利胆止痛

陽陵泉 ―― 清利肝胆湿熱

豊隆 ―― 化痰祛湿

治療方法：毫針で毎日1回刺針を行う。

治療経過：針治療を1週間続けた後，患者の自覚症状は明らかに緩和し，熱も下がった。便の中に砕けた結石が続けて排出された。1カ月後，病院で再検査を行い，点滴静注胆嚢造影検査の結果，結石は見当たらなかった。全治し退院した。

病因病機の分析

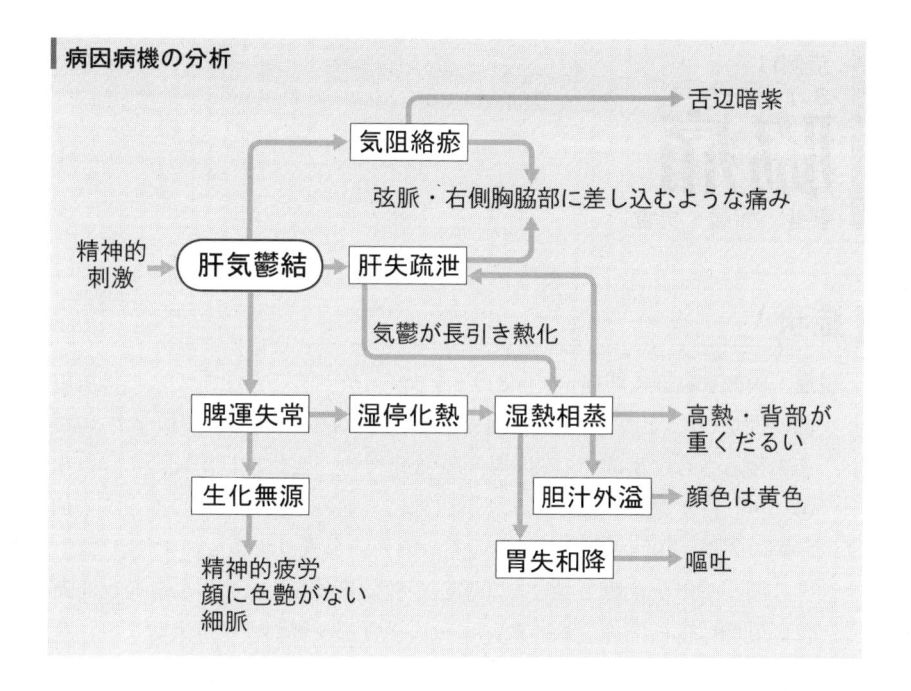

```
                                              → 舌辺暗紫
                    気阻絡瘀
                       ↑
                       │   弦脈・右側胸脇部に差し込むような痛み
                       │          ↑
  精神的  →  肝気鬱結 → 肝失疏泄
  刺激          │         │
                │       気鬱が長引き熱化
                ↓         ↓
            脾運失常 → 湿停化熱 → 湿熱相蒸 → 高熱・背部が
                                              重くだるい
                ↓                   ↓
            生化無源              胆汁外溢 → 顔色は黄色
                ↓                   ↓
           精神的疲労              胃失和降 → 嘔吐
           顔に色艶がない
           細脈
```

図の説明	◇精神的刺激〔ストレス〕を受け肝気鬱結*を起こし，肝の疏泄機能が失調（肝失疏泄*）したために気機が阻滞され，脈弦となる。さらに肝経の経脈は両脇部に流注しているので，右側胸脇部に差し込むような痛みが起こり，また血行が瘀滞（気阻絡瘀*）し舌辺が暗紫となる。 ◇気鬱が長引き熱化した熱と，肝鬱により気機が失調し，さらに横逆して脾を犯し，脾の運化機能が失調（脾運失常*）したことで，湿が停滞して熱化（湿停化熱*）した熱が合わさり（湿熱相蒸*），高熱が起こる。この熱は脾の運化作用が失調して発生した湿を伴っており，背部に重くだるい症状が起こる。 ◇湿熱が燻蒸し胆気が上昇すると，胆汁が溢れ出し（胆汁外溢*），黄疸が現れ，顔は黄色になる。 ◇肝鬱により気機が失調し，さらに横逆して胃を犯し，胃気が上逆すると，胃失和降*となり嘔吐が起こる。 ◇脾気が昇れなくなると，気血の生成に影響して気血不足（生化無限*）となることから，精神的疲労・顔に色艶がなくなる・細脈となる。

症例11
脇痛
きょうつう
患者：46歳・男性

症状

現症：両側胸脇部に悶痛〔うっとうしい痛み〕が出て5年となる。右側胸脇部の張り・うっとうしい感じ・痛みなどが出た原因は明らかではなかった。その後，さらに事故で右側胸脇部を挫傷する。症状は日が経つにつれ次第に激しさが増す。さらに左側胸脇部にも痛みの発作が起こる。この何年かの間に，10回の肝機能検査を行ったが，異常は認められなかった。薬の服用や針灸治療も受けたが明らかな効果はなかった。受診時，主訴は両側胸脇部の悶痛であった。さらに後背部・腰部の不調も起こり，手足に倦怠感があり，食が細い。大便や睡眠には問題はない。患部である両胸脇部を見ると，絡脈に血が満ち，大きく広がっていた。

脈診：沈弦脈

舌診：暗舌・瘀斑・薄白苔

治療

弁証：気滞血瘀・脈絡不通

治則：理気化瘀・疏通脈絡

取穴：支溝 ┐
　　　陽陵泉┴─和解少陽・理気通絡

　　　膈兪 ┐
　　　三陰交┴─活血化瘀

　　　肝兪 ┐
　　　期門 ┴─疏肝理気

　　　脾兪 ──培補気血

　　　　阿是穴──疏通脈絡
治療方法：刺針は瀉法を行う。30分間置針し，行針〔刺針後，針体を動かし針下に得気させる〕を1回施す。両胸脇部に刺絡し，その上に吸角をして15mℓ瀉血する。
治療経過：抜針後，患者は両胸脇部に心地よい感じを覚えた。2日後に再診し，治療したその日は症状が緩和していたが，翌日には再び後背部の痛みが重くなったと訴えた。その痛みのあるところを調べると，督脈の大椎から命門まで痛みの症状が重かったので，大椎と命門も加え刺針し，さらに後背部へ吸角も加えた。再診に訪れた際に，明らかに症状が軽減したという。合計6回の治療で諸症状はすべて軽減した。

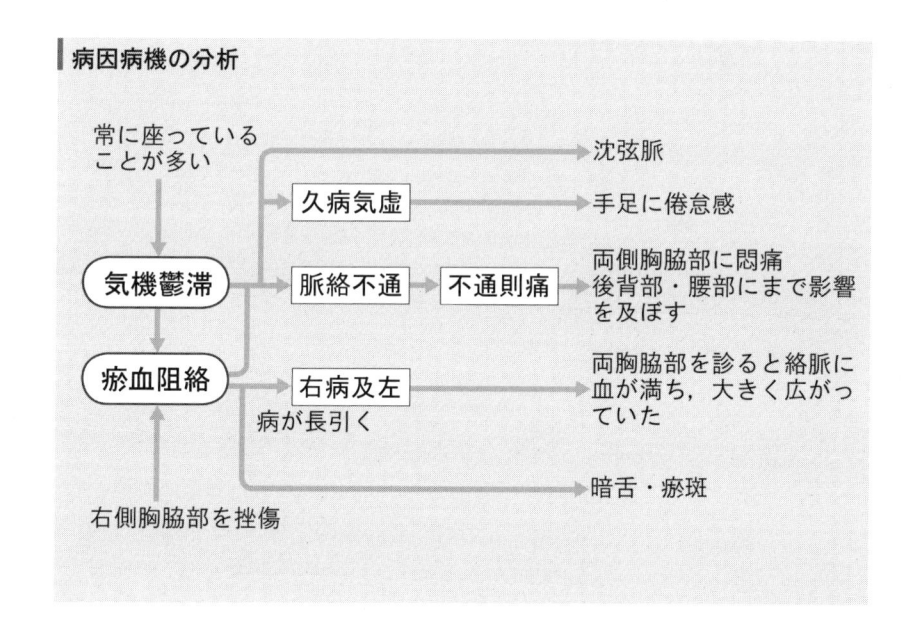

病因病機の分析

```
常に座っている
ことが多い
          ────────────────────→ 沈弦脈
    ↓     ┌─ 久病気虚 ─────────→ 手足に倦怠感
  気機鬱滞 ┤                     両側胸脇部に悶痛
    ↓     ├─ 脈絡不通 → 不通則痛 → 後背部・腰部にまで影響
  瘀血阻絡 │                     を及ぼす
          └─ 右病及左 ─────────→ 両胸脇部を診ると絡脈に
             病が長引く           血が満ち，大きく広がっ
    ↑                            ていた
          ────────────────────→ 暗舌・瘀斑
右側胸脇部を挫傷
```

| 図の説明 | ◇常に座っていることが多いことから，気の流れが失調し気機鬱滞＊した。
◇気機鬱滞により血行も瘀滞し，瘀血阻絡＊を起こす。外傷である右側胸脇部の挫傷も瘀血＊を引き起こす原因となる。
◇気機鬱滞から脈絡が不通になり，不通すなわち痛む（不通則痛＊）ことから，両側胸脇部に悶痛が起こり，後背部・腰部にまで影響を及ぼす。 |

◇さらに，病が長くなると気虚を起こし（久病気虚*），手足に倦怠感が現れ，沈弦脈となる。
◇瘀血阻絡が長引き，右側の病が左側にまで及び（右病及左*），両胸脇部の絡脈に血が満ち，大きく広がっていた。瘀血から舌象は暗舌となり瘀斑を伴う。

症例12
頭痛
患者：60歳・女性

症状

現症：両側の側頭痛を患って1年余りになる。1年前にひどく腹を立てたことにより，両側頭部が張るように痛み，ときには引きつるような痛みが起こるようになった。随伴症状は，頭がクラクラする・吐き気を催す・口が苦い・咽喉部の乾き・右目はものがよく見えない（白内障）。

脈診：弦細・尺脈沈

舌診：厚膩苔

治療

弁証：肝胆火旺・風痰火結

治則：清肝瀉火・熄風化痰

取穴：太衝 ┐
　　　陽陵泉┘─清肝瀉火

　　　太陽────清熱止痛・熄風解痙

　　　風池────清利頭目

　　　阿是穴──通経活絡止痛

　　　内関────理気和胃

　　　三陰交──健運脾胃

　　　足三里┐
　　　豊隆　┘─健脾化痰

治療方法：毫針で隔日に1回刺針する。

治療経過：4回の治療で症状は軽減した。8回目の治療後，粘り気のある痰を大量に吐き出した。その後，すべての症状は消失した。

病因病機の分析

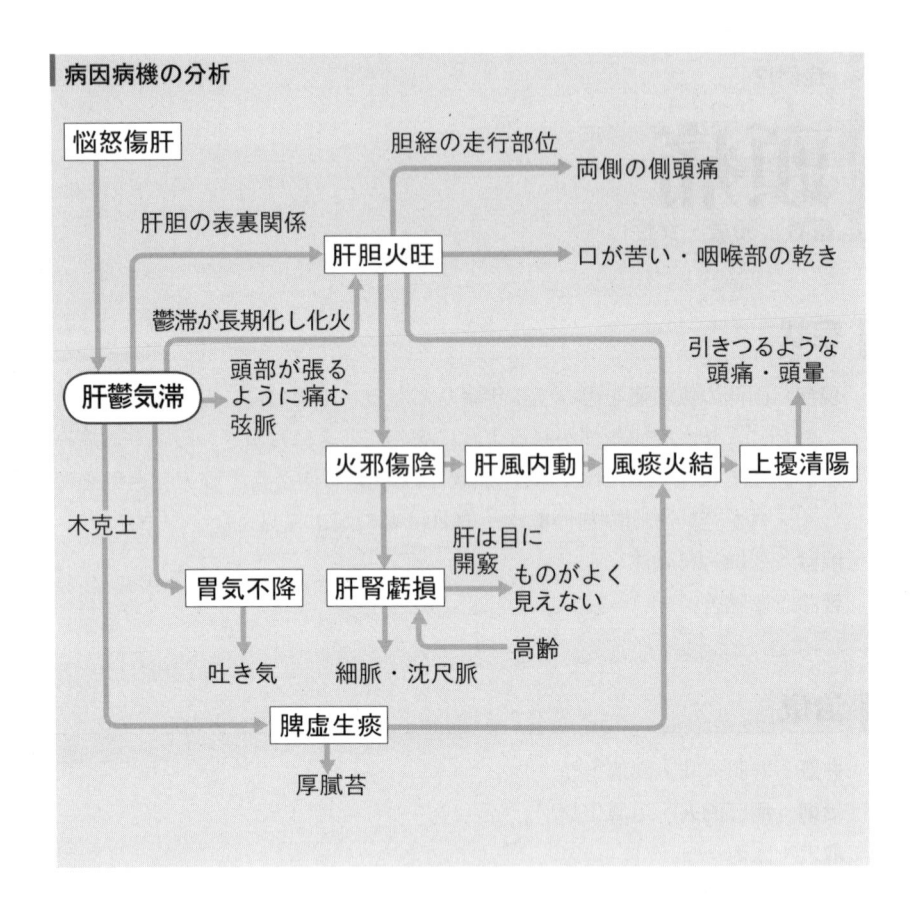

```
悩怒傷肝
  │           胆経の走行部位
  │         ┌──────────────→ 両側の側頭痛
  │   肝胆の表裏関係
  │         ↓
  │      ┌─────┐
  │      │肝胆火旺│──────────→ 口が苦い・咽喉部の乾き
  │      └─────┘
  │   鬱滞が長期化し化火
  │      頭部が張る                       引きつるような
  ↓      ように痛む                        頭痛・頭暈
┌─────┐  弦脈
│肝鬱気滞│
└─────┘    ↓       ↓       ↓       ↓
         ┌────┐ ┌────┐ ┌────┐ ┌────┐
         │火邪傷陰│→│肝風内動│→│風痰火結│→│上擾清陽│
         └────┘ └────┘ └────┘ └────┘
  木克土        肝は目に
              開竅
         ┌────┐ ┌────┐  ものがよく
         │胃気不降│ │肝腎虧損│  見えない
         └────┘ └────┘ ← 高齢
           ↓        ↓
          吐き気   細脈・沈尺脈
         ┌────┐
         │脾虚生痰│
         └────┘
           ↓
          厚膩苔
```

図の説明	◇突然,怒りという強い精神的刺激を受け肝が傷み（悩怒傷肝*），肝鬱気滞*を起こす。
	◇肝鬱気滞により弦脈となり,気滞から頭部に張るように痛む症状が起こる。胆経の走行部位である側頭部に頭痛が起こる。
	◇肝鬱気滞が胃に横逆し,胃気が乱れ上逆し（胃気不降*），吐き気を催す。
	◇肝の鬱滞が長期化すると化火し,肝の表裏関係にあたる胆に影響して肝胆火旺*となる。すると,口が苦く,咽喉部の乾きが起こる。
	◇肝鬱気滞から肝と脾の協調関係が失調（木克土）し,脾に悪影響を及ぼす。脾気が虚となり痰を生成する（脾虚生痰*）と,厚膩苔となる。
	◇肝胆火旺の火が盛んになると陰を損傷し（火邪傷陰*），進行すると肝

腎陰虚*となる。さらに高齢ということもあり肝腎がともに虚し（肝腎虧損*），細脈・沈尺脈となる。肝は目に開竅していることから，目にも影響が及びものがよく見えなくなる。

◇肝腎の極度の陰虚により陽を制御できなくなると，肝風内動*を起こす。陽が盛んとなり津液に影響すると，痰を形成し，風・痰・火（さらに，肝胆の火，脾虚から生まれる痰も影響している）が結合（風痰火結*）して上部をかき乱す（上擾清陽*）と，頭暈・頭痛（引きつるような痛み）などを起こす。

症例13
頭痛
患者：33歳・女性

症状

現症：頭頂部の頭痛および両側の側頭痛を患って1年になる。この1週間、症状が重くなる。随伴症状は、口が苦く乾く・消化不良・不眠・腰部がだるい・大便が堅い・月経周期が早い。

脈診：細脈

舌診：紅舌・黄膩苔

治療

弁証：肝胆湿熱・心腎不交

治則：清泄肝胆・交通心腎

取穴：行間 ─┐
　　　陽陵泉 ┴─ 清肝利胆

　　　大陵 ─┐
　　　太谿 ┴─ 滋陰降火・交通心腎

　　　足三里 ─┐
　　　陰陵泉 ┴─ 健脾利湿

治療方法：毫針で隔日に1回刺針する。

治療経過：患者がいうには、1回目の針治療で、頭痛の程度は3分の1軽減した。3回目の治療以後、不眠も改善され睡眠できるようになった。合計11回の治療ですべての症状は治癒した。

病因病機の分析

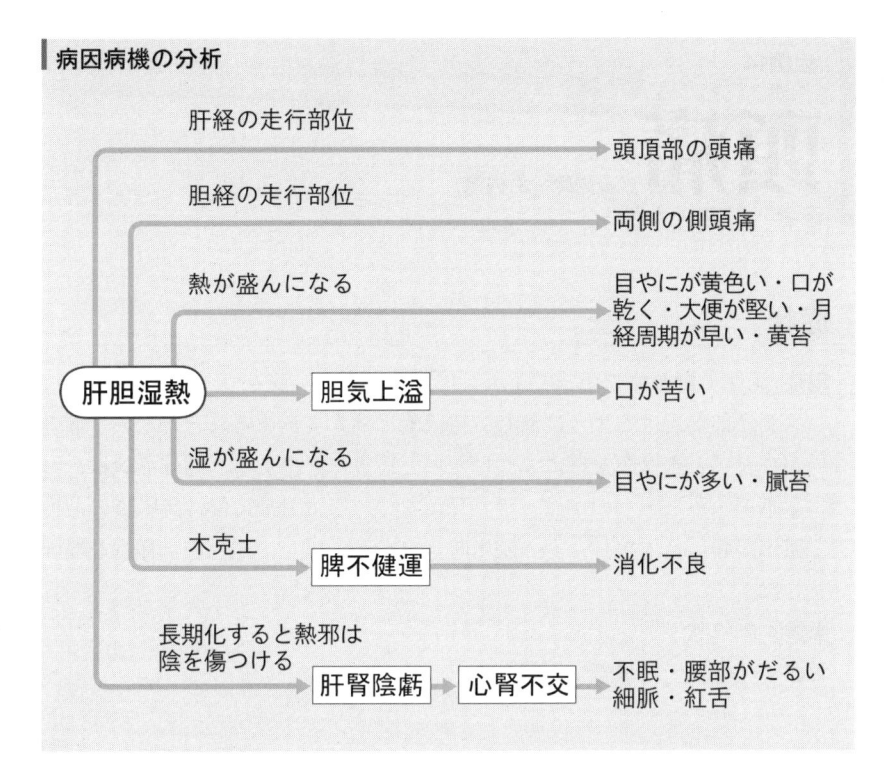

```
肝経の走行部位 ─────────────→ 頭頂部の頭痛

胆経の走行部位 ─────────────→ 両側の側頭痛

        熱が盛んになる ─────→ 目やにが黄色い・口が
                              乾く・大便が堅い・月
                              経周期が早い・黄苔
肝胆湿熱 ──→ 胆気上溢 ─────→ 口が苦い

        湿が盛んになる ─────→ 目やにが多い・膩苔

        木克土 ──→ 脾不健運 → 消化不良

        長期化すると熱邪は
        陰を傷つける
          ──→ 肝腎陰虚 → 心腎不交 → 不眠・腰部がだるい
                                    細脈・紅舌
```

図の説明	◇肝胆湿熱*のために肝胆の疏泄機能が失調して経絡の疏通が悪くなり，肝経の走行部位である頭頂部に頭痛が起こる。胆経の走行部位である両側の側頭部にも頭痛が起こる。 ◇肝胆の熱が盛んになると，熱の影響で目やにが黄色くなり，口が乾き，大便が堅くなる。月経周期は早く，黄苔となる。 ◇湿熱が薫蒸し胆気が上昇し溢れる（胆気上溢*）と口が苦くなる。 ◇肝胆の湿が盛んになると，湿の影響で目やにが多くなり，膩苔となる。 ◇肝胆湿熱が脾に影響し，肝と脾の協調関係が失調（木克土）すると，脾気が運化できなくなる（脾不健運*）ので消化不良を起こす。 ◇肝胆湿熱の状態が長期化すると，熱邪は陰を傷つける。陰を損傷して進行すると，肝腎陰虚*にいたる。陰が下焦で不足して心を滋養できなくなると，心腎の関係が失調して心腎不交*となり細脈となる。さらに心火偏亢*から不眠となり，熱象を伴っていることから紅舌となる。

症例14
頭痛（緑内障・白内障）
患者：72歳・女性

症状

現症：両側の側頭痛を患って１カ月になる。ひどく腹を立てたことにより，両側頭部が裂けるように痛む。持続的に痛んで治まることがない。痛みがひどいときは頭を壁にぶつけたいと思うほどである。随伴症状は，食欲不振・不眠・ものがはっきり見えない。２カ月前に慢性膵臓炎の急性発作が起こり入院した。入院当時，口が苦く感じ，緑色の水様物を嘔吐した。

脈診：細弦脈

舌診：淡紅舌・白膩苔・剥落あり

治療

弁証：肝陽上亢
治則：平肝潜陽
取穴：太衝――――平肝潜陽
　　　太谿――――補腎滋陰
　　　太陽┐
　　　攅竹┘――清肝明目止痛
　　　風池――――清頭目
　　　合谷――――止痛

治療方法：攅竹・太陽には刺絡瀉血，その他の経穴には毫針で毎日１回刺針を行う。

治療経過：１回目の針治療で頭痛は軽減した。さらに３回目の治療後はっきりと頭痛は軽減した。５回目の治療後，少し頭部に堅い張りが残って

いるが，食欲・睡眠ともによくなった。8回目の治療後，舌苔の剝落も回復した。その後，ほかの病院で医師と口論をしたために症状が再び悪化した。そこで，さらに2回の針治療を行い頭痛は再び緩解した。合計12回の治療後，諸症状は消失したが，ものがはっきり見えない症状は改善されていない。

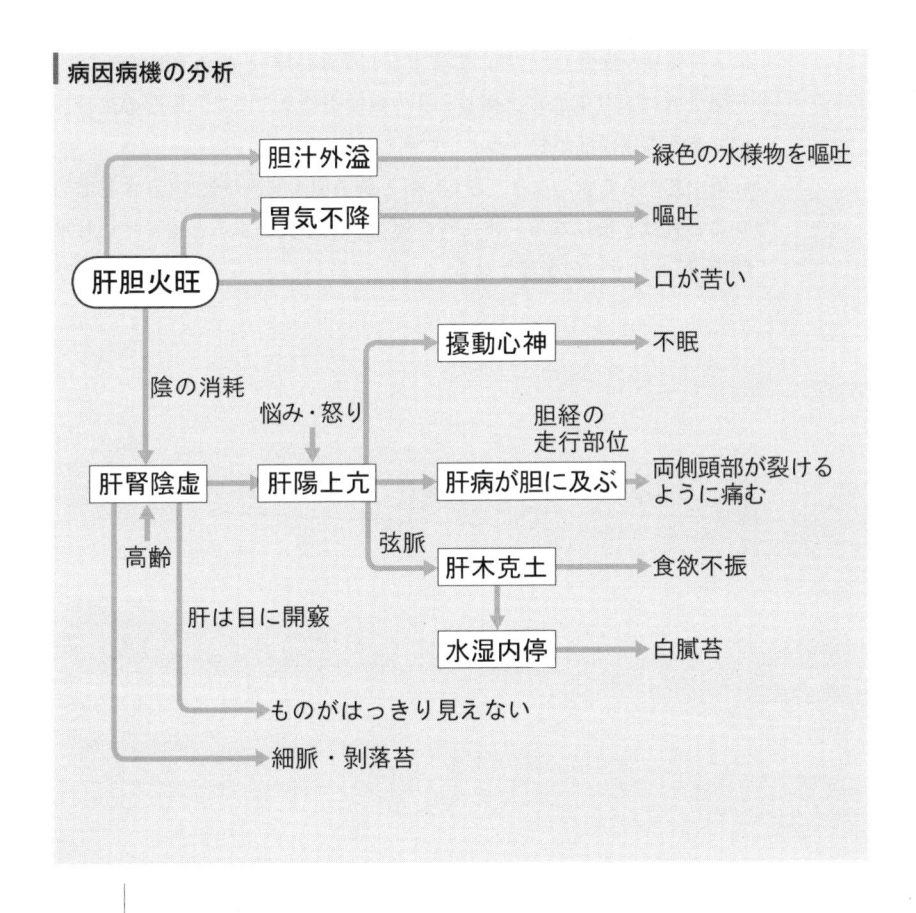

病因病機の分析

```
                    ┌─→ 胆汁外溢 ────────→ 緑色の水様物を嘔吐
                    │
                    ├─→ 胃気不降 ────────→ 嘔吐
                    │
    肝胆火旺 ───────┼──────────────────→ 口が苦い
        │           │
        │           │       ┌─→ 擾動心神 ──→ 不眠
        │           │       │
        │           │       │         胆経の
        │  陰の消耗 │ 悩み・怒り        走行部位
        │           │       ├─→ 肝病が胆に及ぶ ──→ 両側頭部が裂ける
        ↓           └→ 肝陽上亢                     ように痛む
    肝腎陰虚 ──────────────→│  弦脈
        │                   │
        │ 高齢               └─→ 肝木克土 ──→ 食欲不振
        │                          │
        │ 肝は目に開竅              ↓
        │                       水湿内停 ──→ 白膩苔
        ├─→ ものがはっきり見えない
        │
        └─→ 細脈・剝落苔
```

図の説明	◇肝胆火旺*から胆気が上昇すると口が苦くなり，また胆汁が外に溢れる（胆汁外溢*）ので緑色の水様物を嘔吐する。 ◇肝胆火旺が胃に影響すると胃気が上逆し，胃気不降*となり嘔吐がひどくなる。

◇火が盛んになると陰を消耗して損傷し，肝陰虚を引き起こす。さらに高齢ということもあり，さらに進行して腎陰に及ぶと肝腎陰虚*となる。肝腎陰虚によって細脈・剥落苔となる。また肝は目に開竅しており肝陰不足は目に影響し，ものがはっきり見えないなどの症状が起こる。
◇また，肝腎陰虚のために陰が陽を制御できなくなりさらに亢進（肝陽上亢*）し，そこへ悩み・怒りといった肝鬱症状が加わると，肝陽上亢*により気機が逆乱し，心神に影響すると擾動心神*となり不眠が起こる。
◇肝陽上亢により気血が上衝し，肝の病は胆に及ぶので，胆経の走行部位である両側頭部が裂けるように痛む。
◇肝陽上亢から弦脈となり，さらに肝と脾の協調関係が失調（肝木克土*）すると食欲不振になる。また脾の運化作用も失調すると湿を生成し水湿内停*となり，白膩苔となる。

症例15
頭痛（神経性頭痛）
患者：40歳・男性

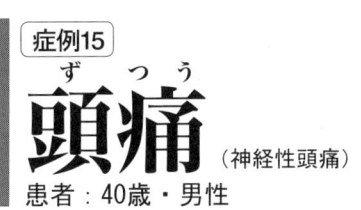

症状

現症：右側の偏頭痛を患って1カ月余りとなる。平素から身体が弱く，近頃は反復的に感冒・咳嗽を繰り返している。これをきっかけに右側の偏頭痛が起こり，さらに痛みは頭頂部・右眼内側部にまで及ぶ。拒按。随伴症状は，動悸・息切れ・少し動くと汗が出る・食欲不振・不眠・全身疲労・身体は弱く痩せている。

脈診：弦細脈
舌診：薄白苔

治療

弁証：外感風寒・営衛不和
治則：解表散寒・調和衛営
取穴：攢竹 ┐
　　　　頭臨泣 ├ 祛風散寒・通経活絡・調和気血
　　　　率谷 ┘
　　　　天牖 ── 散風寒・利竅止痛
治療方法：毫針，および点穴法による按摩。
治療経過：合計24回の治療後，頭痛症状は消失し，その後1年間，定期的に患者を訪問したが，頭痛症状の再発はなかった。

病因病機の分析

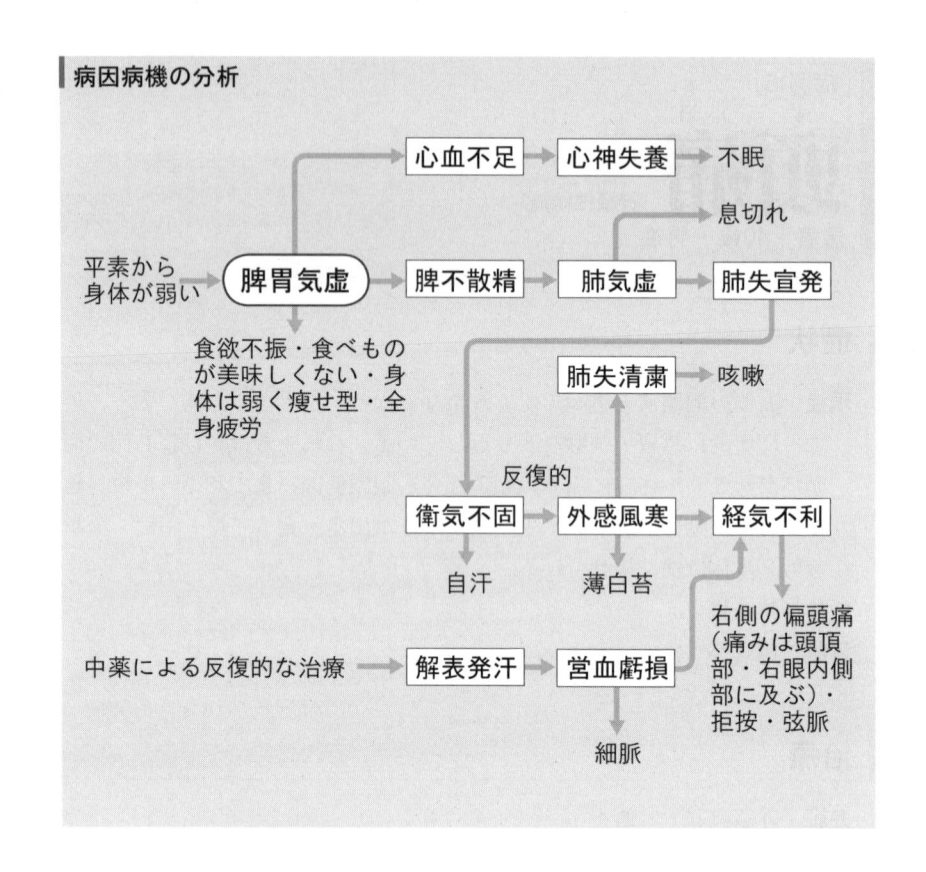

```
                          ┌─→ 心血不足 → 心神失養 → 不眠
                          │
                          │                  息切れ
                          │                   ↑
平素から      脾胃気虚 ──→ 脾不散精 → 肺気虚 → 肺失宣発
身体が弱い       │
              │                      肺失清粛 → 咳嗽
         食欲不振・食べもの              ↑
         が美味しくない・身              │
         体は弱く痩せ型・全              │
         身疲労                       │
                          反復的
                    衛気不固 → 外感風寒 → 経気不利
                      ↓         ↓           
                     自汗      薄白苔        右側の偏頭痛
                                            （痛みは頭頂
                                            部・右眼内側
中薬による反復的な治療 → 解表発汗 → 営血虧損    部に及ぶ）・
                                    ↓       拒按・弦脈
                                   細脈
```

図の説明	◇平素から身体が弱く脾胃気虚*にいたる。そのため食欲不振・食べものが美味しくない・全身疲労・身体は弱く痩せ型である。 ◇脾胃は気血生化の源であり，脾胃気虚になると気血生化に影響し気血不足となる。そのために水穀の精微が心に十分に輸送されなくなり心血不足*になる。心血が不足すると心神が滋養されない状態（心神失養*）となり不眠を起こす。 ◇また脾胃気虚によって脾から水穀の精微が運化されなくなる（脾不散精*）と，肺を滋養できないので肺気虚*を起こし，気虚から息切れが起こる。 ◇肺気虚のために肺の宣発機能が失調する（肺失宣発*）と，衛気不固*となり，腠理が緩むので自汗（動くと汗が出る）となる。また反復的

に外邪を感受しやすくなり，外感風寒*にいたり，薄白苔となる。
◇肺気虚によって肺気が粛降できなくなる(肺失清粛*)と，咳嗽が起こる。
◇外邪の侵襲で経気の流れが悪く（経気不利*）なり，右側の偏頭痛が起こり，さらに痛みは頭頂部・右眼内側部にまで及ぶ。脈は弦脈を呈する。さらに実証であることから患部を押されることを嫌がる（拒按）。
◇解表発汗作用のある中薬による治療を反復的に行うことで営血が不足（営血虧損*）し，経気の流れに悪影響を及ぼす。また細脈となる。

症例16
頭痛
患者：34歳・女性

症状

現症：右側の偏頭痛を患って4年になる。4年前から右側の偏頭痛が起こり，症状はときに軽く，ときに重い。毎日，頭がボーッとする。随伴症状は，便秘・小便の量が多い・食欲はある。頭痛と月経周期は関係ない。

脈診：弦細脈

舌診：紅舌・薄膩苔

治療

弁証：肝胆湿熱

治則：疏泄肝胆・清利湿熱

取穴：太衝―――疏泄肝胆・清利湿熱

　　　足臨泣―――清頭目

　　　合谷―――通経活絡止痛

治療方法：瀉法を用いる。右側経穴には点刺（速刺，すばやく刺入しすぐに抜針），左側経穴には15分間の置針をし，5分おきに捻転を施す。

治療経過：1回目の針治療で，頭痛や頭がボーッとする症状は軽減した。2回目の治療後，頭痛は消失した。3回目の治療後，便通も正常に戻る。4回目の治療後，身体全体が軽快になった。合計10回の治療で，すべての症状は治癒した。その後，定期的に2カ月間，患者を訪問したが，頭痛症状の再発はなかった。

病因病機の分析

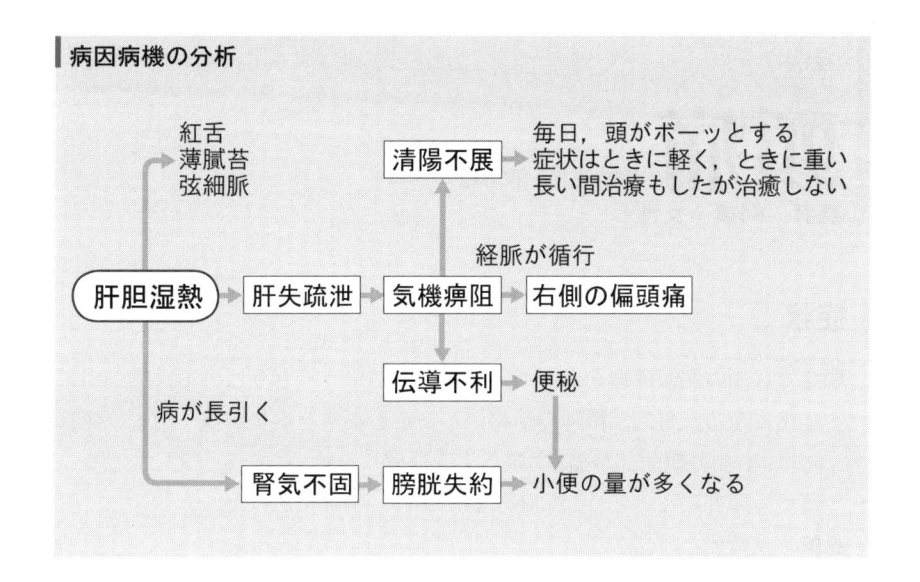

```
                        紅舌
                        薄膩苔        清陽不展  →  毎日，頭がボーッとする
                        弦細脈    ↗              症状はときに軽く，ときに重い
                                  ↑              長い間治療もしたが治癒しない
                                  │
                                  │    経脈が循行
  肝胆湿熱 → 肝失疏泄 → 気機痺阻 → 右側の偏頭痛
                                  ↓
                                  伝導不利 → 便秘
       │
       │ 病が長引く
       ↓
       腎気不固 → 膀胱失約 → 小便の量が多くなる
```

図の説明	◇肝胆湿熱*の熱邪から，紅舌・弦細脈（肝胆の病には脈弦が出やすい）となり，また湿邪から薄膩苔が現れる。
	◇湿熱の邪が肝胆に阻滞すると，肝胆の疏泄機能が失調する（肝失疏泄*）。気機が麻痺し，阻害される（気機痺阻*）と，清陽不展*となり，毎日，頭がボーッとし，症状はときに軽く，ときに重く，長い間治らない。
	◇さらに経脈の循行に沿って右側の偏頭痛が起こる。
	◇気機痺阻によって伝導不利*となり，便秘を起こす。
	◇肝胆湿熱が長期間改善されずにいると，気虚が腎に及び腎気不固*となり，腎の固摂機能が弱くなり膀胱失約*となって，小便の量が多くなる。

症例17
頭痛（高血圧症・狭心症）
患者：64歳・女性

症状

現症：右側の側頭部痛を患って1カ月，頸部にうっとうしい不快感が出て3年になる。毎回，精神や情緒が不安定となると症状が重くなる。受診時は，右側の側頭部が痛み，張るような感じを伴い，イライラして怒りっぽく，頸部にうっとうしい不快感があり，不眠であった。

脈診：弦数脈

舌診：暗紅舌・薄黄苔

治療

弁証：腎陰虧虚・肝陽上亢

治則：滋腎水・潜肝陽・通絡止痛

取穴：風池――――平肝潜陽・通絡止痛

　　　懸顱→率谷（透刺針）――――通絡止痛

　　　太衝――――疏泄肝胆・清利湿熱

　　　太谿――――滋補腎水

　　　人迎――――行気解鬱・平潜肝陽

　　　中渚――――疏理少陽経気・通絡止痛

治療方法：太谿には補法を施し，針感〔針のひびき〕を足底まで伝える。その他の経穴には毫針で瀉法を施し中程度の強刺激を与える。懸顱に2寸の毫針で頭皮に平行に率谷まで透刺。太衝に1.5寸の毫針で湧泉の方向に透刺。置針時間は20分間。

治療経過：1回目の針治療が終わった後，頭痛・頸部のうっとうしい不快感が大きく減少した。治療当夜，不眠も改善された。合計5回の治療で，

諸症状は消失した。

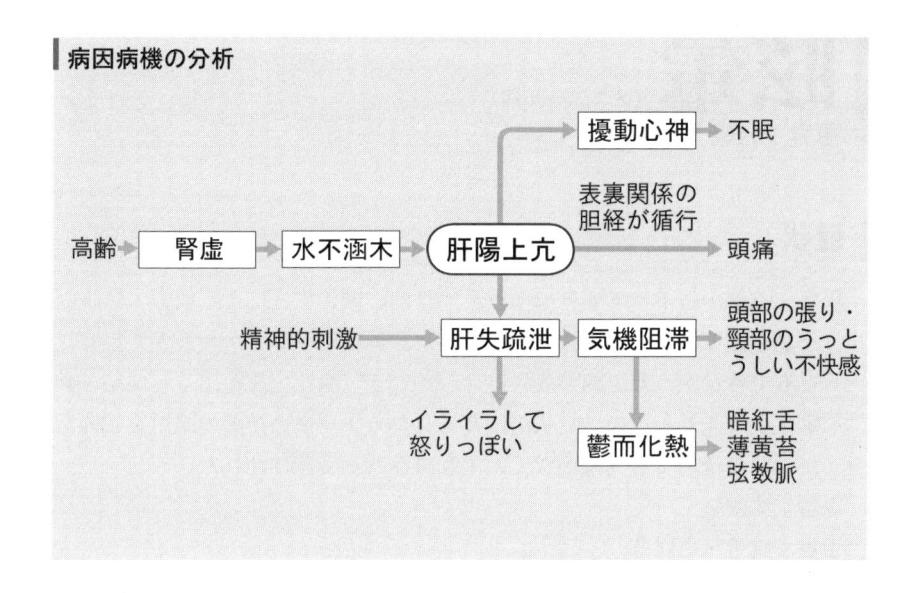

病因病機の分析

```
                              ┌→ 擾動心神 →不眠
                              │
                              │  表裏関係の
                              │  胆経が循行
高齢→ 腎虚 → 水不涵木 → 肝陽上亢 ─────────→ 頭痛
                              │
                              ↓           頭部の張り・
精神的刺激 → 肝失疏泄 → 気機阻滞 ────────→ 頸部のうっと
              │            │            うしい不快感
              ↓            ↓
           イライラして   鬱而化熱       暗紅舌
           怒りっぽい                   薄黄苔
                                        弦数脈
```

図の説明	◇腎気は腎陰によって供給されるが，高齢による腎虚*によって腎陰が不足すると水不涵木*〔水が木を養わない〕となる。そのため肝陽を制御できなくなり肝陽上亢*が起こり，表裏関係の胆経が循行する側頭部に頭痛が起こる。 ◇肝陽上亢が心神に悪影響を及ぼすと擾動心神*となり不眠を起こす。 ◇また陽亢と精神的刺激から肝の疏泄機能が失調し（肝失疏泄*），気機が逆乱すると，イライラして怒りっぽくなる。 ◇肝の疏泄機能が失調し，気機が阻害され（気機阻滞*），経脈の気の流れが悪くなると，頭部の張り・頸部のうっとうしい不快感が起こる。 ◇さらに気機阻滞が改善されずに熱化する（鬱而化熱*）と，暗紅舌・薄黄苔・弦数脈となる。

症例18
眩暈（メニエール病）
患者：54歳・女性

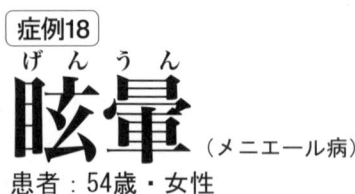

症状

現症：眩暈が起こって4日になる。4日前，働きすぎによる疲労・緊張などが原因で，突発性の眩暈が起こった。早朝にベットから起きて歩くこともできなかった。随伴症状は，むかつき・嘔吐・痰が出る・便秘・食欲不振で味覚がない。症状が出た当日からすぐに西洋薬の服用を始めたが，3日続けても効果がなく，中医針灸科へ受診に訪れた。

脈診：沈細脈

舌診：暗舌・白膩苔

治療

弁証：伏痰内動・上蒙清竅

治則：調気降逆・健脾化痰

取穴：内関 ┐
　　　中脘 ┴ 健脾化痰降逆・理気和胃

　　　豊隆 ┐
　　　滑肉門 ┴ 豁痰開竅

　　　太陽 ┐
　　　印堂 ┴ 清脳安神

　　　足三里 ── 健脾化湿

治療方法：毫針で毎日1回の治療を施す。

治療経過：置針していた針を抜針後，ただちに眩暈の明らかな軽減を感じた。1人で歩行できるようになり，合計2回の治療後，すべての症状が完全に消失した。

病因病機の分析

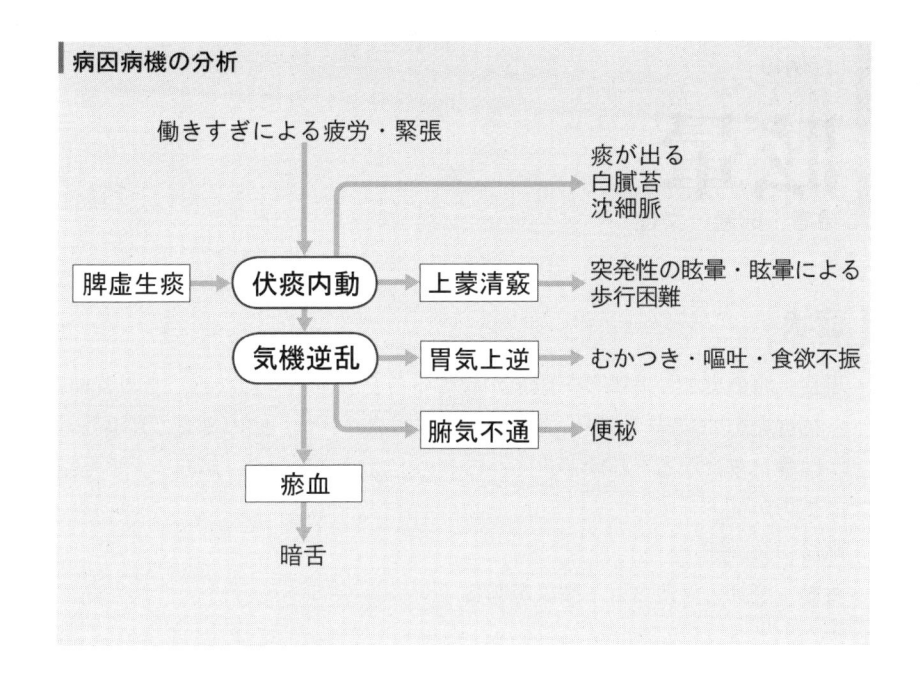

```
働きすぎによる疲労・緊張
            │
            │                   → 痰が出る
            │                     白膩苔
            ▼                     沈細脈
脾虚生痰 → 伏痰内動 → 上蒙清竅 → 突発性の眩暈・眩暈による
            │                     歩行困難
            ▼
          気機逆乱 → 胃気上逆 → むかつき・嘔吐・食欲不振
            │
            │    → 腑気不通 → 便秘
            ▼
          瘀血
            │
            ▼
           暗舌
```

| 図の説明 | ◇脾虚のため水湿を運化できず停滞すると，痰が生成される。長期間体内に停滞した伏痰と内風（過労から生まれた虚風）が結合し，内動を起こし（伏痰内動*），痰が出る症状が起こり，白膩苔・沈細脈となる。
◇風痰の邪が上擾して清竅を閉塞（上蒙清竅*）すると，突発性の眩暈・眩暈による歩行困難が起こる。
◇気が上逆し（気機逆乱*），胃気の働きに影響して胃失和降*となり，受納ができなくなると，食欲不振が起こる。また胃気が上逆（胃気上逆*）すると，むかつき・嘔吐が起こる。
◇また気機逆乱が腑に影響すると腑気不通*となり，便秘になる。
◇気機が乱れ阻滞し，血行が瘀滞すると瘀血*を生み，暗舌を示す。 |

症例19
眩暈(げんうん)
患者：60歳・女性

症状

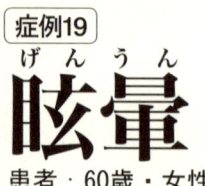

現症：頭の奥での耳鳴り・眩暈が起こって2カ月余りになる。2カ月前，感冒を患い，鼻づまり・耳の閉塞感が誘発された。頭の奥での耳鳴りと眩暈は夜になると症状が重くなる。のどは渇かないが口が乾く。また記憶力が低下している。

脈診：弦細脈

舌診：淡紅舌・薄白苔・裂紋がある

治療

弁証：髄海空虚・風寒侵擾清竅

治則：疏散風寒・補腎填髄

取穴：百会────散邪・昇提精気

　　　風池────疏散風寒

　　　風府────駆散髄海中之風邪

　　　列缺────疏散風寒（照海を配穴し滋陰）

　　　合谷────疏散風寒・開通鼻竅

　　　太谿────滋腎填髄

治療方法：百会に刺針し雀啄を施し，約5分間，灸をすえる。太谿は補法，それ以外の経穴には瀉法を用い刺針する。置針は30分間行う。

治療経過：針治療後，すぐに頭部が心地よくなった。眩暈も軽減し，鼻づまり・耳の閉塞感は大きく減少した。合計8回の治療後，すべての症状が完全に消失した。

病因病機の分析

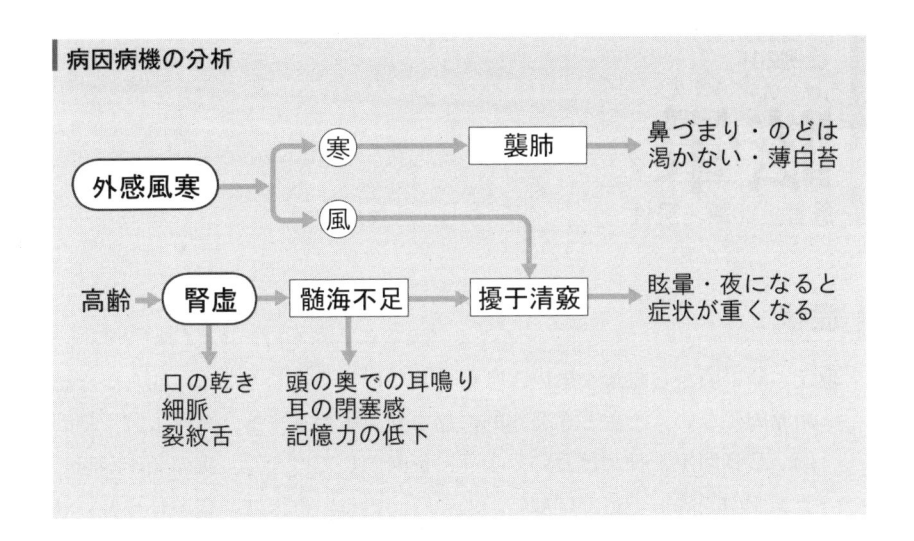

```
                  ┌─→ 寒 ─────→ 襲肺 ──→ 鼻づまり・のどは
外感風寒 ──────┤                              渇かない・薄白苔
                  └─→ 風 ──────────┐
                                      ↓
高齢 → 腎虚 ─→ 髄海不足 ─→ 擾于清竅 ──→ 眩暈・夜になると
           │          │                         症状が重くなる
           ↓          ↓
        口の乾き    頭の奥での耳鳴り
        細脈        耳の閉塞感
        裂紋舌      記憶力の低下
```

図の説明	◇風寒の外邪を感受し（外感風寒*），寒邪が肺を侵襲する（襲肺*）と，肺の宣発機能が失調し，鼻づまりが起こる。また寒邪の侵襲ではのどに渇きは起こらず，薄白苔となる。 ◇高齢による腎虚*・腎陰虚*から，口の乾き・細脈・裂紋舌を示す。 ◇腎陰虚であれば，精血・脳髄はともに不足して，髄海不足*（空虚）となるので，頭の奥での耳鳴り・耳の閉塞感・記憶力の低下が起こる。 ◇髄海不足の状態は，外邪の影響を受けやすい。軽く高く舞い上がる性質をもつ風邪が上擾して清竅に影響する（擾于清竅*）と，眩暈が起こる。腎陰虚の体質から，夜になると諸症状が重くなる。

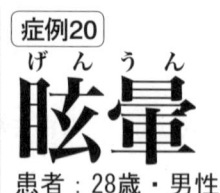

症例20
眩暈(げんうん)
患者：28歳・男性

症状

現症：幼い頃から眩暈を患い，今年ですでに20年余りとなる。明らかな誘発原因はない。ときどき発作的に起こり，また止まる。発作の続く時間は，2日間か1日だけというように毎回同じではなく，次の発作が起こるまでの間隔も一定ではない。過労時，あるいは天候の寒い日や暑い日に眩暈が誘発されやすかったり，眩暈症状が重くなったりする。随伴症状は，腰がだるく力がない・不眠。最近の何年かは，症状が重くなってきている。眩暈症状が出ているときは倦怠感があり，力が出ない。少し横になって休憩すると緩解する。さらに，眩暈がひどいときには胸がむかつき，嘔吐する。幼い頃，貧血と診断され治療したが治癒しなかった。針灸科受診の前，脳波測定検査・脳血流量検査を受け，脳血流量検査は異常なかったが，脳波測定検査ではディスプレイ波抑制異常がみられた。受診時は，眩暈・頭がボーッとする・不眠・腰がだるく力がないなどの症状があり，顔色は白く光沢がなかったが，食欲・大便は正常であった。

脈診：沈細脈

舌診：淡舌・少苔

治療

弁証：髄海不足・腎精虧虚

治則：補腎填精・昇提清陽

取穴：百会
　　　四神聡　──昇清陽
　　　印堂　──清頭目・止眩暈

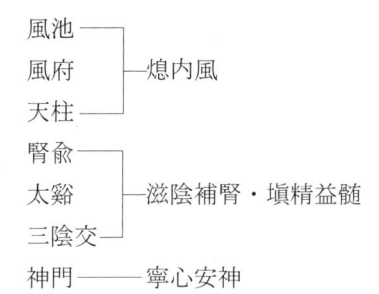

```
風池 ┐
風府 ├─ 熄内風
天柱 ┘
腎兪 ┐
太谿 ├─ 滋陰補腎・填精益髄
三陰交┘
神門 ─── 寧心安神
```

治療方法：毫針で刺針を施す。

治療経過：1回目の針治療後，眩暈はすぐに止まった。治療期間中，再度発作は起こらなかったが，睡眠は改善されなかった。7回目の治療後，顔色は赤みを帯び睡眠も改善された。合計10回の治療で治癒した。

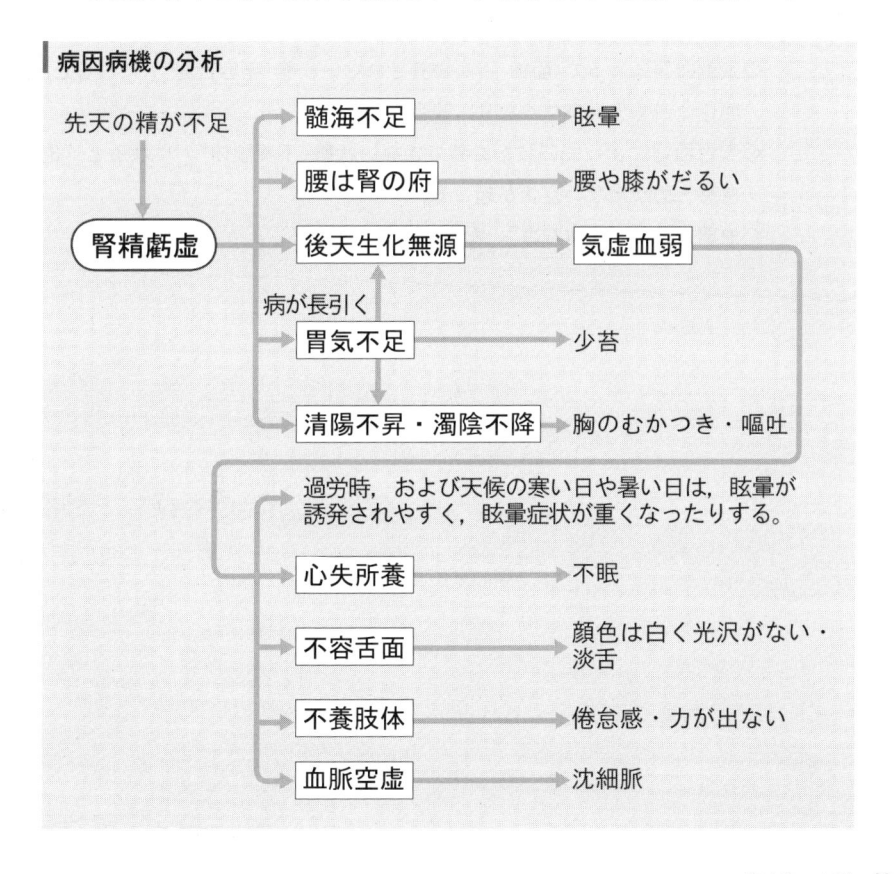

病因病機の分析

先天の精が不足 → 腎精虧虚

- 髄海不足 → 眩暈
- 腰は腎の府 → 腰や膝がだるい
- 後天生化無源 → 気虚血弱
- 病が長引く
- 胃気不足 → 少苔
- 清陽不昇・濁陰不降 → 胸のむかつき・嘔吐

過労時，および天候の寒い日や暑い日は，眩暈が誘発されやすく，眩暈症状が重くなったりする。

- 心失所養 → 不眠
- 不容舌面 → 顔色は白く光沢がない・淡舌
- 不養肢体 → 倦怠感・力が出ない
- 血脈空虚 → 沈細脈

図の説明

◇先天の精の不足から腎精虧虚*となり，精血・脳髄はともに不足して髄海不足*となり，眩暈が起こる。

◇腰は腎の府であり，膝は骨に属す。腎は骨を主っているために，腎虚によって腰や膝がだるく力がない症状が起こる。

◇腎精虧虚が長期化するとしだいに胃気を損傷し胃気不足*となり，少苔を示す。

◇さらに腎精虧虚によって精気が不足し，しだいに胃に影響し，清陽不昇*・濁陰不降*となり，胃気が和降できず，胸がむかつき，嘔吐する。

◇腎精虧虚が気血の生化に影響すると後天生化無源*となり，気虚血弱*になる。気血が心を滋養できなくなり心失所養*から不眠を起こす。

◇気虚血弱の虚弱な体質が原因となり，過労時，あるいは天候の寒い日や暑い日は，眩暈が誘発されやすく，眩暈症状が重くなったりする。

◇気虚血弱によって，面部・舌が滋養されない状態（不容舌面*）になると，顔色は白く光沢がなくなり，淡舌となる。

◇気虚血弱によって四肢を滋養できない状態（不養肢体*）になると，倦怠感・力が出ない症状が起こる。

◇血弱によって血脈空虚*となり，沈細脈となる。

症例21
不眠（神経症）
患者：62歳・男性

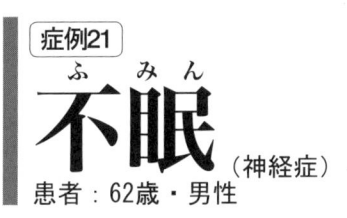

症状

現症：入眠困難が40年続いている。若い頃，過度に頭を使う仕事が多く，多忙・ストレス・緊張などが原因で入眠困難が起こった。毎晩，睡眠時間はわずか2〜3時間。さらに，いろいろな夢が混乱して現れる。大量の安定剤や睡眠薬を服用するも効果はない。随伴症状は，左側顳部に電気で灼かれるような発作性の激痛が起こり，毎回，発作は約30分間続く。また，顔は紅い・目が赤い・身体全体に乾燥した熱さがある。性格は怒りっぽく感情を自制するのがむずかしい。

脈診：沈細数脈
舌診：薄黄苔

治療

弁証：肝鬱化火・陰虚火旺
治則：滋陰降火
取穴：三陰交・太谿 ─ 滋陰降火
　　　蠡溝・期門 ─ 疏肝解鬱・通調経気
　　　神門 ─ 清心寧神・鎮静止痛

治療方法：針治療は1日1回行う。三陰交・太谿には補法を用い置針をする。肝経の蠡溝・期門には瀉法を用い置針は行わない。神門には，平補平瀉法を施す。

治療経過：10日間，連続して針治療を行い，夜の睡眠時間が8〜9時間に

まで達するようになった。イライラして怒るような症状も消失し、情緒も安定し気分も改善された。

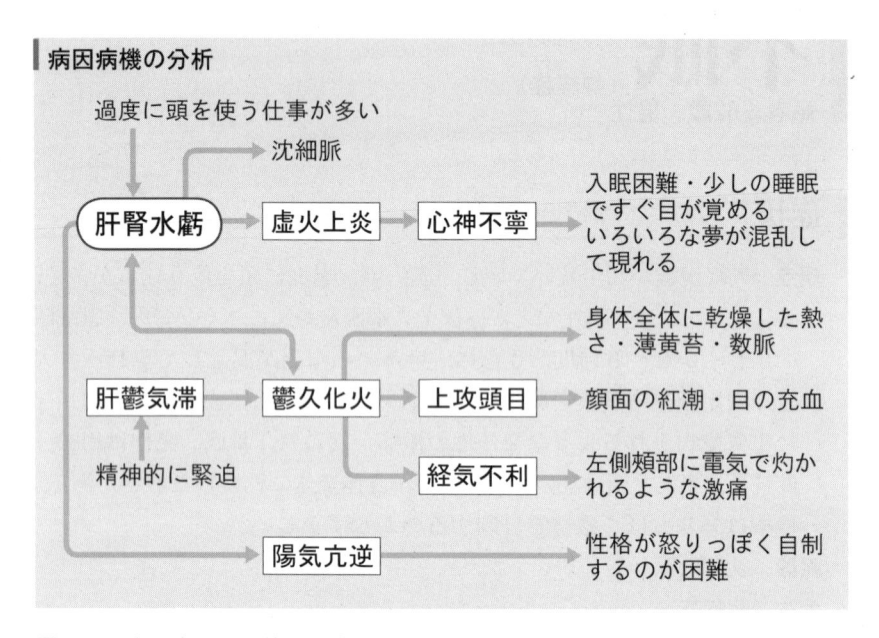

病因病機の分析

```
過度に頭を使う仕事が多い
        ↓        沈細脈
                   ↗
    肝腎水虧 → 虚火上炎 → 心神不寧 → 入眠困難・少しの睡眠
                                     ですぐ目が覚める
                                     いろいろな夢が混乱し
                                     て現れる

                                   身体全体に乾燥した熱
                                    さ・薄黄苔・数脈
    肝鬱気滞 → 鬱久化火 → 上攻頭目 → 顔面の紅潮・目の充血
        ↑
    精神的に緊迫          経気不利 → 左側頬部に電気で灼か
                                     れるような激痛

             陽気亢逆 → 性格が怒りっぽく自制
                         するのが困難
```

| 図の説明 | ◇過度に頭を使う仕事が多いと腎陰を傷つけ、肝腎同源から肝腎の陰が同時に虚になり、肝腎水虧*（肝腎陰虚）となるので、沈細脈となる。
◇陰虚は虚熱を生み虚火が上炎し心神に影響し（虚火上炎*）、心神不寧*となり、入眠困難・少しの睡眠ですぐ目が覚める・いろいろな状況が混乱した夢を多く見る。
◇また、陰虚から陽気が抑制できなくなり、陽気が上逆し（陽気亢逆*）、性格は怒りっぽく、自制するのが困難なほどになる。
◇仕事から受けるストレス・緊張などが原因で肝の疏泄機能が失調し、肝鬱気滞*を起こす。肝鬱気滞の状態がなかなか改善されないと進行して鬱火し（鬱久化火*）、身体全体に乾燥した熱さが起こり、薄黄苔・数脈となる。
◇さらに火邪が頭目部にまで上昇し、攻める（上攻頭目*）と、顔面の紅潮や目の充血が起こる。
◇化火した肝火によって肝経の経気不利*となり、走行部位である頬部に電気で灼かれるような激痛が起こる。 |

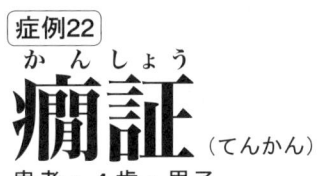

症例22
癇証（てんかん）
患者：4歳・男子

症状

現症：突然，気を失って倒れる発作が反復的に起こる状態が3年続いている。最近の1年，症状がさらに重くなった。3年前に突然気を失って倒れ，四肢が痙攣し，口から白い泡を吐き，さめた後，疲労感があった。最初に起こった発作から2年間は，1カ月に1回の発作，最近の1年は1週間に1～2回発作が起こる。患児の母親はのどに痰がからまる症状を伴う喘息を患っており，患児を妊娠しているときに喘息の発作が2回起こった。生まれて6カ月後に患児は高熱を出し，20日余りの間，熱が下がらず，その後この発作が始まった。食欲は正常・大便・小便とも正常・体格は痩せていて小さい・顔色は黄色い・反応が鈍く遅い。

脈診：弦滑脈

舌診：薄白苔

治療

弁証：脾腎両虚・痰蒙清竅

治則：温補脾腎・化痰止痛

取穴：身柱———降逆寧神・止痛
　　　神堂———寧心安神・止痛
　　　膈兪———調気化痰・止痛
　　　腎兪———補益腎気
　　　足三里——健脾化痰

治療方法：打膿灸を施す。高蛋白で生臭いものや，化膿しやすいものを合わせて食べさせ化膿を促進させる。経穴は毎回2～3穴を交互に施灸する。

治療経過：1回目の灸治療後は，化膿しやすいものを摂取していなかったため，化膿は認められなかった。しかし，てんかん発作は起こらなかった。2回目の治療の1日前に発作は起こったものの，発作時の症状が明らかに軽減していた。2回目の治療までに1カ月余りの間隔があった。2回目の灸治療後，化膿しやすいものを摂取し，灸のやけどの痕が化膿し，痕は1カ月後に治癒した。5カ月後に患児を訪問した際，患児は健康で活発に行動していた。症状は消失し，発作も再発していなかった。

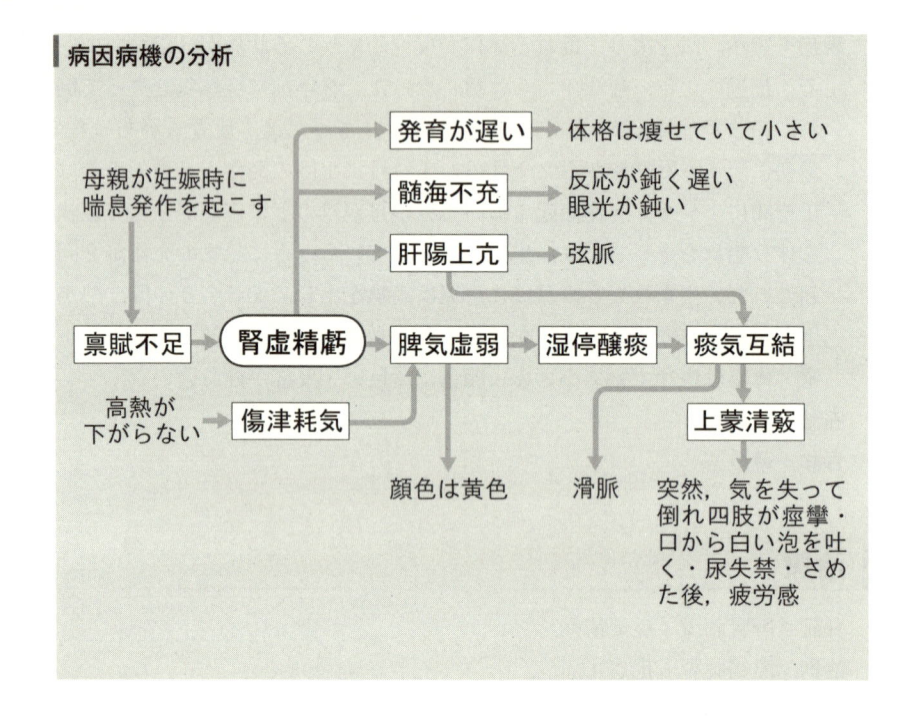

病因病機の分析

```
母親が妊娠時に     →  発育が遅い  → 体格は痩せていて小さい
喘息発作を起こす   →  髄海不充   → 反応が鈍く遅い
                                    眼光が鈍い
                   →  肝陽上亢   → 弦脈

禀賦不足 → 腎虚精虧 → 脾気虚弱 → 湿停醸痰 → 痰気互結
高熱が                                         ↓
下がらない → 傷津耗気                        上蒙清竅
           顔色は黄色    滑脈    突然，気を失って
                                  倒れ四肢が痙攣・
                                  口から白い泡を吐
                                  く・尿失禁・さめ
                                  た後，疲労感
```

| 図の説明 | ◇母親が妊娠時に喘息発作を起こし，胎児に悪影響を及ぼし禀賦不足[*]となる。そのため，先天の精の不足が生じ腎虚精虧[*]を起こす。腎虚が発育に悪影響を及ぼすと発育が遅くなる。そのため体格は痩せていて小さい。
◇腎陰虚から精血・脳髄はともに不足して髄海不充[*]となる。そのため反応が鈍く遅い・眼光が鈍いなどの症状が起こる。 |

◇陰虚から陽気が抑制されなくなり，陽気が上逆し肝陽上亢*となる。そのため弦脈となる。

◇腎虚精虧が脾気に影響を及ぼし，さらに高熱が下がらず傷津耗気*となったことも脾気に影響し，脾気虚弱*となる。気血不足のため顔色は黄色となる。

◇虚弱な脾は湿を生み，気が結する。その湿が停滞し痰を形成し（湿停醸痰*），痰と気が互いに結し，痰気互結*に発展すると滑脈となる。

◇痰が上擾して清竅を閉塞（上蒙清竅*）すると突然，気を失って倒れ，四肢が痙攣し，口から白い泡を吐き，尿失禁を起こす。さめた後，疲労感が現れる。

症例23
気厥
患者：32歳・女性

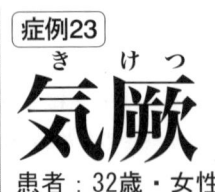

症状

現症：意識がもうろうとし，痙攣が1時間続いた。患者は平素から精神的に不安定で，驚きや恐怖にかられやすかった。症状の出る1時間前，突然恐怖におびえることがあり，即座に気を失って倒れ，人事不省にいたり牙関緊急を起こす。胸部の膨満感・呼吸が荒い・四肢が硬直し痙攣・両手を固く握り四肢が冷える〔厥冷〕。

脈診：弦滑脈

舌診：淡暗舌・白膩苔

治療

弁証：痰気互結・阻塞清竅

治則：理気散結・宣竅起閉

取穴：膻中────理気散結
　　　内関────宣竅起閉

治療方法：瀉法を用い毫針で刺針し，30分間置針する。

治療経過：膻中に刺針し30分後，患者は次第に気がついた。内関に置針後，患者自ら心胸部が爽快になったと訴える。合計3回の治療で治癒した。その後6年間，患者を訪問したが発作は再発していない。

病因病機の分析

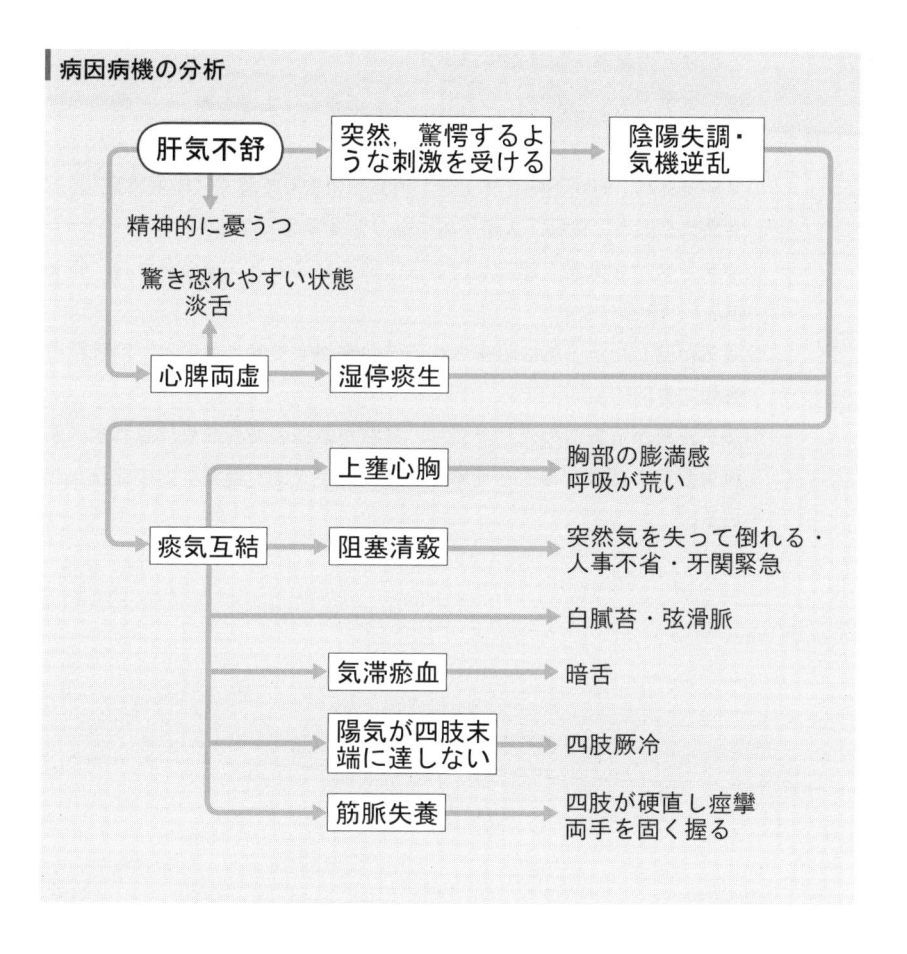

```
肝気不舒 → 突然,驚愕するよ → 陰陽失調・
          うな刺激を受ける   気機逆乱
  │
  │ 精神的に憂うつ
  │
  │ 驚き恐れやすい状態
  │ 淡舌
  ↓
 心脾両虚 → 湿停痰生
              │
              ↓
           痰気互結 ┬→ 上壅心胸 → 胸部の膨満感
                   │              呼吸が荒い
                   ├→ 阻塞清竅 → 突然気を失って倒れる・
                   │              人事不省・牙関緊急
                   ├─────────→ 白膩苔・弦滑脈
                   ├→ 気滞瘀血 → 暗舌
                   ├→ 陽気が四肢末 → 四肢厥冷
                   │   端に達しない
                   └→ 筋脈失養 → 四肢が硬直し痙攣
                                  両手を固く握る
```

図の説明	◇肝の疏泄機能が失調すると肝気不舒*となり，精神的に不安定で憂うつになる。
	◇そこへ突然，恐怖におびえることが起こると陰陽が平衡協調を失い（陰陽失調*）気機が乱れ，気が下降せず上逆する（気機逆乱*）。また，肝の疏泄機能が失調し脾（木克土）に影響すると，脾が気血を生成できず，心血を補充できなくなり心脾両虚*となる。心血虚から驚き恐れやすい状態・淡舌となる。
	◇さらに，脾の運化機能が失調すると湿が停滞し痰を生成する（湿停痰生*）。この痰と気機が乱れ，下降せず上逆した気が結びつき痰気互結*

となり，白膩苔・弦滑脈を示す。
◇痰・気が上逆し心胸部につまり，流れが滞る（上壅心胸*）と胸部の膨満感，呼吸が荒いなどの症状が起こる。
◇気機が乱れ，気が下降せず上逆し清竅を阻害して塞ぐ（阻塞清竅*）と突然気を失って倒れ，人事不省になり牙関緊急となる。
◇痰気互結から気滞を起こし，さらに血流が滞ると，瘀血を生み（気滞瘀血*）暗舌となる。
◇陽気が結した痰・気に阻害され四肢の末端まで達しないと，四肢厥冷を起こす。
◇痰気互結から気血の流れが滞り，筋脈が気血の滋養を受けられず（筋脈失養*），四肢が硬直し痙攣したり，両手を固く握るなどの症状が起こる。

症例24
鬱証（うつしょう）
患者：40歳・女性

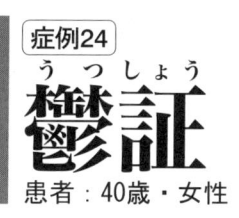

症状

現症：この1週間，咽喉部に違和感がある。イライラし怒ったのが原因で，咽喉部に何かものがつまったような違和感があり，飲み込めず，吐き出せず，咽喉部に停滞しているように感じる。しかし，飲食時の嚥下は正常にできる。随伴症状は，胸苦しい・食欲不振。

脈診：弦滑脈
舌診：薄白膩苔

治療

弁証：肝鬱脾虚・痰気結咽
治則：疏肝理気・健脾化痰
取穴：太衝 ─┐
　　　陽陵泉 ┴ 疏肝理気

　　　足三里 ┐
　　　三陰交 ┴ 健脾

　　　廉泉 ┐
　　　天突 ┴ 利咽

　　　膻中 ── 寛胸
　　　内関 ── 理気和胃

治療方法：毫針を用いる。廉泉には針を下の方向へ向けて刺針し，天突には針を上の方向へ向けて刺針する（患部を囲むように刺針する）。

治療経過：1回目の針治療後，その場で患者はげっぷをし泣き，症状が軽減したのを自覚し，気分がよくなった。合計3回の治療を経て治癒した。

病因病機の分析

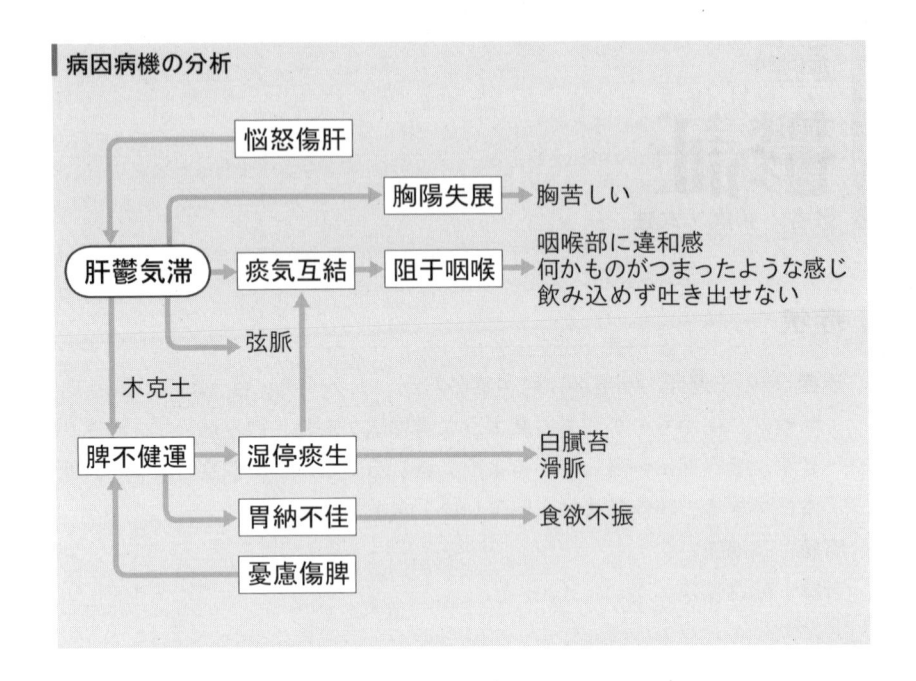

```
                悩怒傷肝
                              ┌─ 胸陽失展 → 胸苦しい
                              │
                ┌─ 胸陽失展 ──┤
                │             │                咽喉部に違和感
肝鬱気滞 ──┼─ 痰気互結 ─ 阻于咽喉 → 何かものがつまったような感じ
                │                              飲み込めず吐き出せない
                └─ 弦脈
  │
 木克土
  │
脾不健運 ──┬─ 湿停痰生 ─────→ 白膩苔
              │                     滑脈
              ├─ 胃納不佳 ─────→ 食欲不振
              │
              └─ 憂慮傷脾
```

図の説明	◇怒りという強い精神的刺激を受け肝が傷み（悩怒傷肝*），肝鬱気滞を起こす。肝の疏泄機能が失調し，胸部の陽気が伸び広がれず（胸陽失展*）胸苦しくなる。
	◇肝鬱気滞から，気鬱した気が結し，この気と肝の運化作用が失調して生成された痰が，結合し痰気互結*となり，経に沿って上行し咽喉部に結し阻滞（阻于咽喉*）して，咽喉部に何かものがつまったような違和感が起こる。また飲み込めず，吐き出せず，咽喉部に停滞しているように感じる。
	◇肝鬱気滞から肝と脾の協調関係が失調し，肝気が脾（木克土）に影響する。さらに過度の憂慮から脾を傷つけ（憂慮傷脾*），脾の運化作用が失調し脾不健運*となる。すると湿が停滞し痰を生み（湿停痰生*），白膩苔・滑脈となる。
	◇脾胃の機能失調により消化作用が害されると胃納不佳*となり，食欲不振を起こす。

症例25
鬱証（胃粘膜脱）
患者：38歳・女性

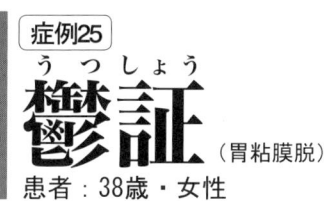

症状

現症：2年前，昼食時に父親の病が危篤であると知った直後に心の中で涙するような感覚を覚え，食べものも飲みものものどを通らなくなった。このときから胸苦しさ，胃のつかえが出現し，咽喉部に何かものがつまり，塞がったような感じになった。げっぷをしても楽にならず，食べすぎるとすぐに腹部がひどく張り，嘔吐してしまう。日に日に身体も痩せ細った。中薬・西洋薬による治療も受けたが効果は明らかではなかった。最近の1カ月は仕事が思うようにいかず，症状がさらに重くなり，頸部に空気の腫塊が存在するような感覚が起こり，症状はときに軽くときに重い，手足は冷えている。

脈診：沈細弱脈

舌診：暗淡・歯痕舌

治療

弁証：肝鬱気滞・脾失健運

治則：舒肝解鬱・理気健脾

取穴：肝兪 ─┐
　　　太衝 ─┴─ 舒肝理気
　　　脾兪 ─┐
　　　足三里 ┴─ 中脘健脾益気
　　　膈兪 ─┐
　　　内関 ─┴─ 寛胸利膈

```
膻中 ┐
     ├─ 舒展胸中気機
天突 ┘

大敦 ┐
     ├─ 井穴「井主心下満」
隠白 ┘

人迎 ─── 気海所通・行気散滞
```

治療方法：毫針を用いる。肝兪・膈兪・脾兪・内関・膻中・中脘・足三里・太衝などの経穴に刺針し，3回治療したが効果は明らかではなかった。4回目の再診時，根結理論（足厥陰肝経：根于大敦，結于玉英，絡于膻中，足太陰脾経：根于隠白，結于太倉）に基づいて刺針。さらに「井穴は心下満を主る」という主治の規律から，大敦・隠白を選穴し，この2穴を主要穴とし，毫針を用いて刺針（刺激は得気する程度）。同時に赤外線ランプを足部に照らす。そのうえで，内関・膻中・中脘・足三里・天突を配穴し刺針し，置針を40分間行い，その間に行針〔針体を動かし，針の下に得気させる〕を2回行う。

治療経過：4回目の再診時，患者は抜針後に，胸部・胃脘部が伸び伸びとして気持ちよい感じを自覚した。次の日の再診時に針治療を受けてから気分的にも心地よくなり，食欲も増し，腹部がひどく張ることもなくなったという。しかし，まだ頸部に空気の腫塊が存在するような感覚はある。上記の治療に加えて人迎（人迎は気海に通じている腧穴である）に刺針し，抜針後すぐに患者は頸部の空気の腫塊が存在するような感覚は消失したと述べた。以後，毎日治療を行い，合計12回治療した。肉類を食べすぎたときに胃脘部に少し違和感が起こる以外，すべての症状は消失した。

病因病機の分析

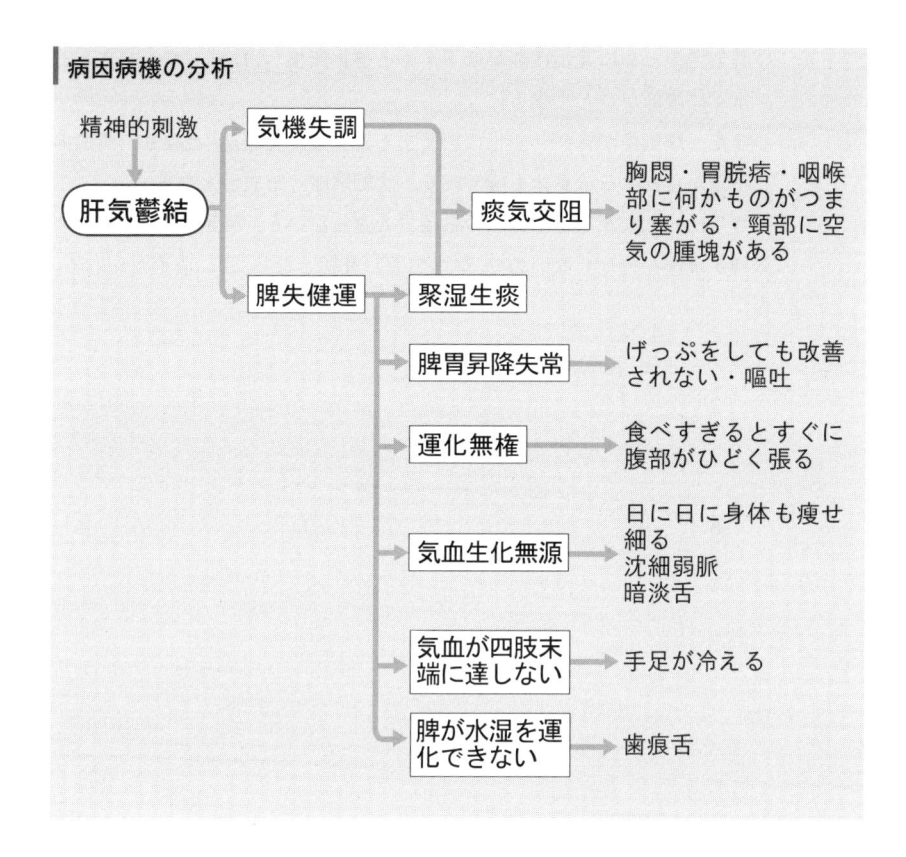

```
精神的刺激
    ↓
肝気鬱結 ──→ 気機失調 ──────────┐
        │                    ↓
        │                 痰気交阻 → 胸悶・胃脘痞・咽喉部に何かものがつまり塞がる・頸部に空気の腫塊がある
        │
        └──→ 脾失健運 ──→ 聚湿生痰
                      ├──→ 脾胃昇降失常 → げっぷをしても改善されない・嘔吐
                      ├──→ 運化無権 → 食べすぎるとすぐに腹部がひどく張る
                      ├──→ 気血生化無源 → 日に日に身体も痩せ細る／沈細弱脈／暗淡舌
                      ├──→ 気血が四肢末端に達しない → 手足が冷える
                      └──→ 脾が水湿を運化できない → 歯痕舌
```

図の説明	
	◇精神的刺激が原因で肝の疏泄機能が失調し肝気鬱結*を起こす。肝鬱により気機が失調し（気機失調*），気が鬱滞し結する。津液が停留すると痰を形成し，結した気とともに脈絡に阻滞して痰気交阻*となる。そのため，胸悶・胃脘痞・咽喉部に何かものがつまり塞がる・頸部に空気の腫塊が存在するような感覚などの症状が起こる。
	◇肝鬱気滞から肝気が脾（木克土）に影響し，肝と脾の協調関係が乱れ，脾の運化機能が失調し脾失健運*となる。脾の運化失調から湿が停滞し痰を生み（聚湿生痰*），痰気交阻がさらに悪化する。
	◇脾失健運から湿邪が阻滞し脾胃の昇降作用が失調し（脾胃昇降失常*），胃気が降りられなくなると嘔吐を起こす。またげっぷをしても症状は改善されない。

◇脾気虚のために運化機能が低下すると運化無権*となり,食べすぎるとすぐに腹部がひどく張る。
◇また,脾気虚が気血の生化に影響すると気血生化無源*となり,気血の不足から日に日に身体も痩せ細り,沈細弱脈・暗淡舌となる。
◇さらに,気血が不足し四肢の末端まで達しないと,手足は冷える。
◇脾が水湿を運化しないので,体内の湿が旺盛となり,舌に歯痕が現れる。

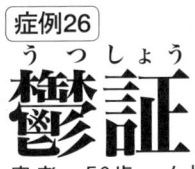

症例26
鬱証
患者：56歳・女性・フランス人

症状

現症：半年前に仕事上の環境変化が原因で，患者は精神的に緊迫し憂うつになった。常々，イライラ・いらだちがあり，日に日に症状は重くなっている。最近の3カ月は，頻繁に胸苦しさが起こり，身体はほてり，咽喉部の中に空気の腫塊がつまっているようで，よく長い溜め息（過度の呼吸）をつく。座っても横になっても症状は改善されず，イライラして思考が乱れ，毎日明け方になると悲しみ，シクシクと泣き，自分の感情を抑制できない。食欲・大便は正常。過労で疲れると腰が重く痛い。閉経してすでに1年が経つ。以前に精神安定剤などを服用したが，効果は明らかでなかった。

脈診：沈弦脈
舌診：淡紅舌・薄白苔

治療

弁証：肝鬱腎虚・肝火擾心
治則：補腎疏肝・寧心安神
取穴：心兪 ─┐
　　　神門 ─┼─ 寛胸理気・寧心安神
　　　内関 ─┘
　　　腎兪 ─┐
　　　太谿 ─┴─ 補腎滋陰
　　　大椎 ─── 清瀉火邪

```
風池 ┐
太衝 ├─ 疏肝理気・降肝火
大敦 ┘
```

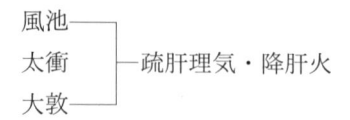

治療方法：神門・大敦に刺針し，針感〔針のひびき〕は，痺れが走る程度の感じ。大敦・大椎に瀉法を用いて刺針し，数滴の血を瀉血させる。その他の経穴には得気させる程度に刺針し，置針は30分間。毎日治療を1回行う。

治療経過：3回の針治療後，胸苦しさ・動悸・溜め息などの症状は明らかに軽減した。明け方のいらだち・イライラはまだ安定しないが，シクシク泣くことはなくなった。治療を隔日に1回とし，さらに治療を継続し，合計15回の治療を経て治癒した。

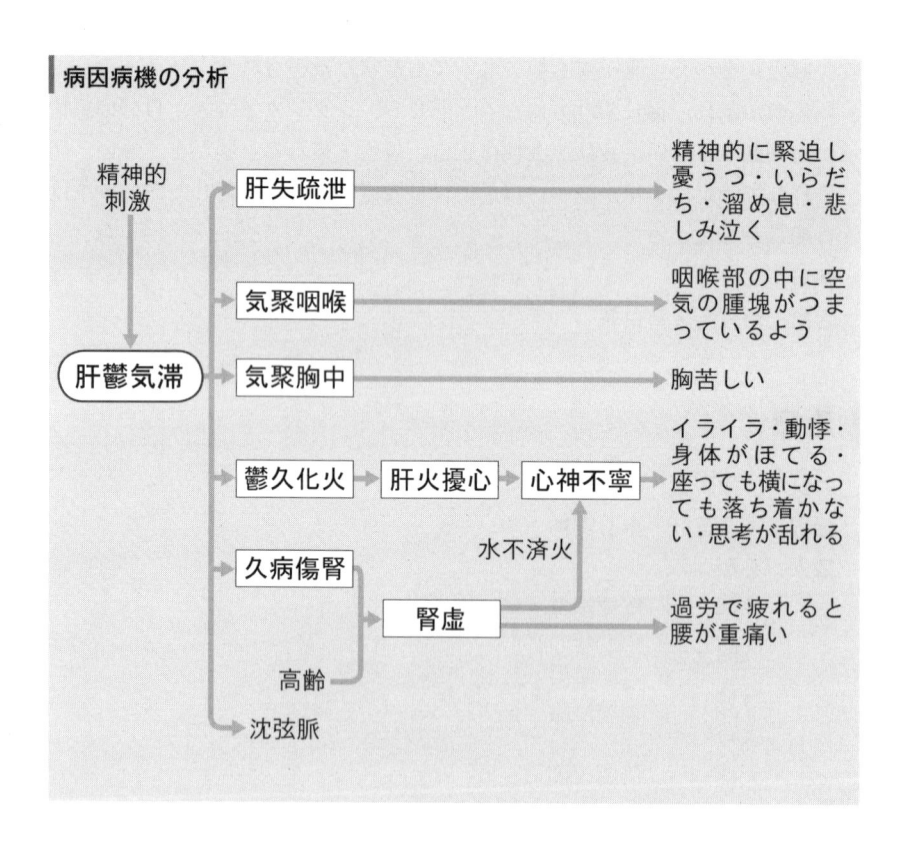

病因病機の分析

```
                    ┌─ 肝失疏泄 ─── 精神的に緊迫し憂うつ・いらだ
                    │              ち・溜め息・悲しみ泣く
精神的              │
刺激                ├─ 気聚咽喉 ─── 咽喉部の中に空気の腫塊がつまっ
  │                 │              ているよう
  ↓                 │
(肝鬱気滞) ─────────┼─ 気聚胸中 ─── 胸苦しい
                    │
                    ├─ 鬱久化火 → 肝火擾心 → 心神不寧 ─ イライラ・動悸・
                    │                    ↑           身体がほてる・
                    │              水不済火          座っても横になっ
                    │                                ても落ち着かな
                    │                                い・思考が乱れる
                    ├─ 久病傷腎 → 腎虚 ─── 過労で疲れると
                    │            ↑        腰が重痛い
                    │          高齢
                    └─ 沈弦脈
```

図の説明

◇精神的刺激が原因で肝の条達が悪くなり肝鬱気滞*を起こし，肝の疏泄機能が失調した（肝失疏泄*）ために気機が鬱滞し，精神的に緊迫し，憂うつ・いらだち・溜め息・悲しみ泣くなどの症状が現れる。

◇気が咽喉部に集まり阻滞し（気聚咽喉*），咽喉部の中に空気の腫塊がつまっているように感じる。

◇また，気が胸中部に集まり阻滞する（気聚胸中*）と，胸苦しくなる。

◇肝鬱気滞の状態がなかなか改善されず進行して肝火を生じ（鬱久化火*），肝火が心へ上逆すると肝火擾心*となる。

◇加えて，高齢・久病によって腎陰を傷め腎虚*となる。そのため，腎水が不足して心を滋養できなくなり腎水が心火を制御できず水不済火*となる。腎陰不足から心火が上炎し，心神が安らかでなくなる（心神不寧*）ので，イライラ・動悸・身体のほてりがあり，座っても横になっても落ち着かない思考が乱れる状態となる。

◇肝鬱気滞によって沈弦脈となる。

◇腎虚のため過労で疲れると腰が重痛くなる。

症例27
顔面痛
患者:52歳・男性

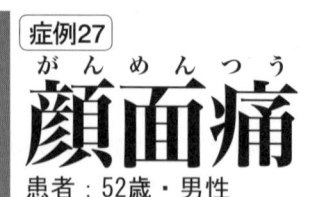

症状

現症:主訴は左側顔面部(額部および上顎部・下顎部)に灼けるような熱感を伴う疼痛で20日間続いている。仕事が思うようにいかず,気持ちが塞いだことが原因で誘発した。随伴症状は,イライラ・いらだち・怒りっぽい・胃が灼けるように熱く不快・夜通し眠れない。以前に,中薬・西洋薬による治療を受けたが効果はなかった。患者は普段から辛いものを好んで食べていた。頻繁に胃痛がある。不眠もすでに10年余り続いている。顔色は紅色。
脈診:弦数脈
舌診:紅舌・薄黄苔

治療

弁証:肝胃火邪上犯頭面・脈絡鬱阻・不通則痛
治則:清瀉肝胃の火・通絡止痛
取穴:頭維 ┐
　　　下関 ├─ 疏通脈絡止痛
　　　合谷 ┘
　　　中脘 ┐
　　　内庭 ├─ 清瀉肝胃の火
　　　太衝 ┘
治療方法:頭維・下関には強刺激の瀉法を用いる。その他の経穴には瀉法を用いて,得気させる程度に刺針する。置針は10分間で,その間に行針〔針体を動かし,針の下に得気させる〕を1回行う。

治療経過：針治療後，患者は左側顔面部に痺れて張る感じがあったと訴える。患部の痛みは消失した。翌日に再診した際，昨夜から今朝の9時までよく睡眠でき，顔面部の痛み，および痺れて張る感じが消失し，胃の不快感もなくなり，気分的にも心地よくなったという。治療効果をより強固なものにするため，さらに1回の治療を行うが，顔面部の経穴を刺針する際に，強刺激を中程度の刺激に改めて治療を行う。1週間後に患者を訪問したが，再発は認められなかった。

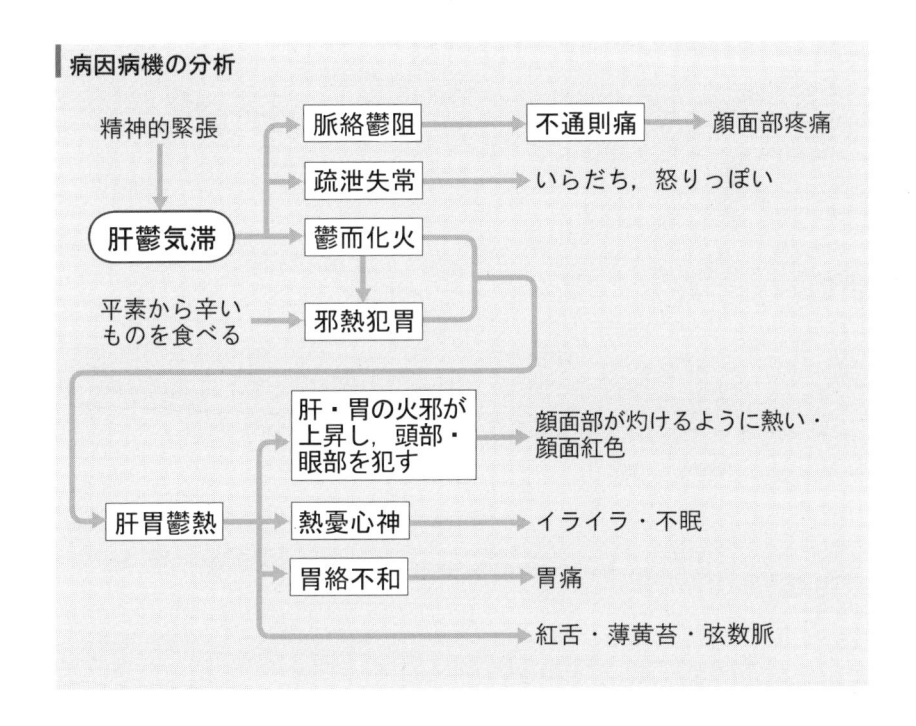

病因病機の分析

精神的緊張 → 肝鬱気滞
平素から辛いものを食べる → 邪熱犯胃

肝鬱気滞 → 脈絡鬱阻 → 不通則痛 → 顔面部疼痛
肝鬱気滞 → 疏泄失常 → いらだち，怒りっぽい
肝鬱気滞 → 鬱而化火 → 邪熱犯胃

肝胃鬱熱 → 肝・胃の火邪が上昇し，頭部・眼部を犯す → 顔面部が灼けるように熱い・顔面紅色
肝胃鬱熱 → 熱憂心神 → イライラ・不眠
肝胃鬱熱 → 胃絡不和 → 胃痛
→ 紅舌・薄黄苔・弦数脈

| 図の説明 | ◇精神的緊張が原因で肝の条達が悪くなり肝鬱気滞*を起こす。そのため肝の疏泄機能が失調した（疏泄失常*）ため，気機が鬱滞し，いらだち，怒りっぽくなる。
◇肝経の脈絡で気が鬱滞し，気の流れが阻害される（脈絡鬱阻*）ことから，気血が不通となり，不通は痛みを生む（不通則痛*）ので，顔面部 |

に疼痛が起こる。
◇肝鬱気滞の状態がなかなか改善されず進行すると化火し，さらに横逆して脾胃を犯す（邪熱犯胃*）。さらに平素から辛いものを好んで食べていることも重なり，脾胃に熱を生み肝胃鬱熱*となる。そのため肝火・胃火が経絡に沿ってめぐり，頭・目に上炎するので顔面部が灼けるように熱くなる・顔面紅色・紅舌・薄黄苔・弦数脈を示す。
◇肝・胃でうっ滞している熱邪が上昇し，さらに熱憂心神*となると心神に影響し，心煩（イライラ）・不眠が起こる。
◇胃の鬱熱から胃絡の機能が協調できず（胃絡不和*），胃痛を起こす。

症例28
顔面痛 (表層性胃炎)
患者：28歳・女性

症状

現症：8年前の冬，汗をかいた後，部屋のドアを開けたことにより，冬の冷たい外気（寒風）を身体に受けたことが原因で，頭顔面部痛・身体の痛み・悪寒・発熱・胃痛・嘔吐が起こり，その症状が数日間続いた。中薬・西洋薬を服用した後，症状は好転したが，頭顔面部痛および胃の不快感・食欲不振は治癒せず，症状はときに軽くときに重い。夜になると症状はさらにひどくなる。鼻腔のX線検査と胃の造影剤〔バリウム〕によるレントゲン検査を受けたが，軽度の表層性胃炎が認められる以外，ほかに異常は認められなかった。患部を詳しく検査すると，この頭顔面部痛は鼻骨を中心に外に向けて拡散するように痛みが広がっている。攅竹・四白に圧痛が認められる。目が乾燥して痛み，目を開けたくない。手足は冷たく青白く乾燥している。随伴症状は，胃脘部の不快感・食欲不振。顔色は青みがかった黄色。

脈診：沈弦脈

舌診：淡舌・白苔

治療

弁証：寒邪入絡・気血閉阻

治則：理気散寒・通経活絡

取穴：攅竹 ─┐
　　　至陰 ─┴─ 疏通太陽経気

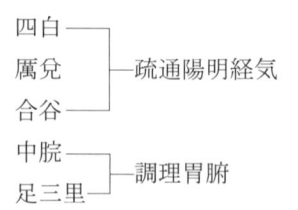

```
四白 ┐
厲兌 ├─疏通陽明経気
合谷 ┘
中脘 ┐
足三里├─調理胃腑
```

治療方法：毫針を用いて刺針し，攅竹・四白・厲兌・至陰には強刺激を施し，中脘・足三里・合谷には中程度の刺激を与える。置針は30分間で，一定の時間ごとに行針〔針体を動かし，針の下に得気させる〕を2回行う。

治療経過：抜針時，患者の顔色が紅く充血し，さらに頭顔面部に痛みのあった部位が痺れ，熱を発し，手のひらの中心に汗をかき，胃に温かい熱感があった。母親の話によれば，患者は長年，血色のよい顔色ではなかったという。隔日で再診すると，顔面痛は再発しておらず，顔色および手の色はともに潤った紅色をしていた。しかし，顔面部および胃脘部の不快感は改善されていなかった。さらに同様の針治療を継続した。中脘には刺針と温灸を行った。合計4回の治療で治癒した。1カ月後，その後は再発していないと手紙で知らせがあった。

　当針灸科に受診に来る少し前，ほかの針灸科で頭顔面部，および合谷などの経穴に合計10回の刺針を受け，刺針時にわずかに疼痛は緩解したが，明らかな効果はなかった。

　十二経脈弁証に基づいて考えると，患部である顔面はちょうど「足の陽明胃経」と「足の太陽膀胱経」の起始部であり，互いの経脈の交差部位でもあることから，当時，患者が顔面部に受けた寒風の邪気は，顔面部から経脈へと侵襲し，さらに胃腑へと侵入した〈邪……中于面側陽明（『霊枢』邪気臓腑病形篇）〉と考えられる。

　患者は，中薬・西洋薬を服用後，表の邪は解かれたものの，経脈・腑に侵入した邪は取り除かれていなかった。経脈に残っていた邪は，さらに経気の阻滞を起こし経気不通となり頭顔面部痛を起こした。腑に残っていた邪からは，胃脘部の不快感が起こった。

　病が長期化すると気血の運化作用が失調し，四支末端および顔面部に気血が到達できず，顔色は青みがかった黄色で，乾燥しているという症状が出る。

治療は駆邪通絡を主に行い,「経脈所過, 主治所及」と考える根結理論（足太陽膀胱経：根于至陰, 結于命門（目）, 足陽明胃経：根于厲兌, 結于額大）に基づいて, まず上記の経穴を選択した。

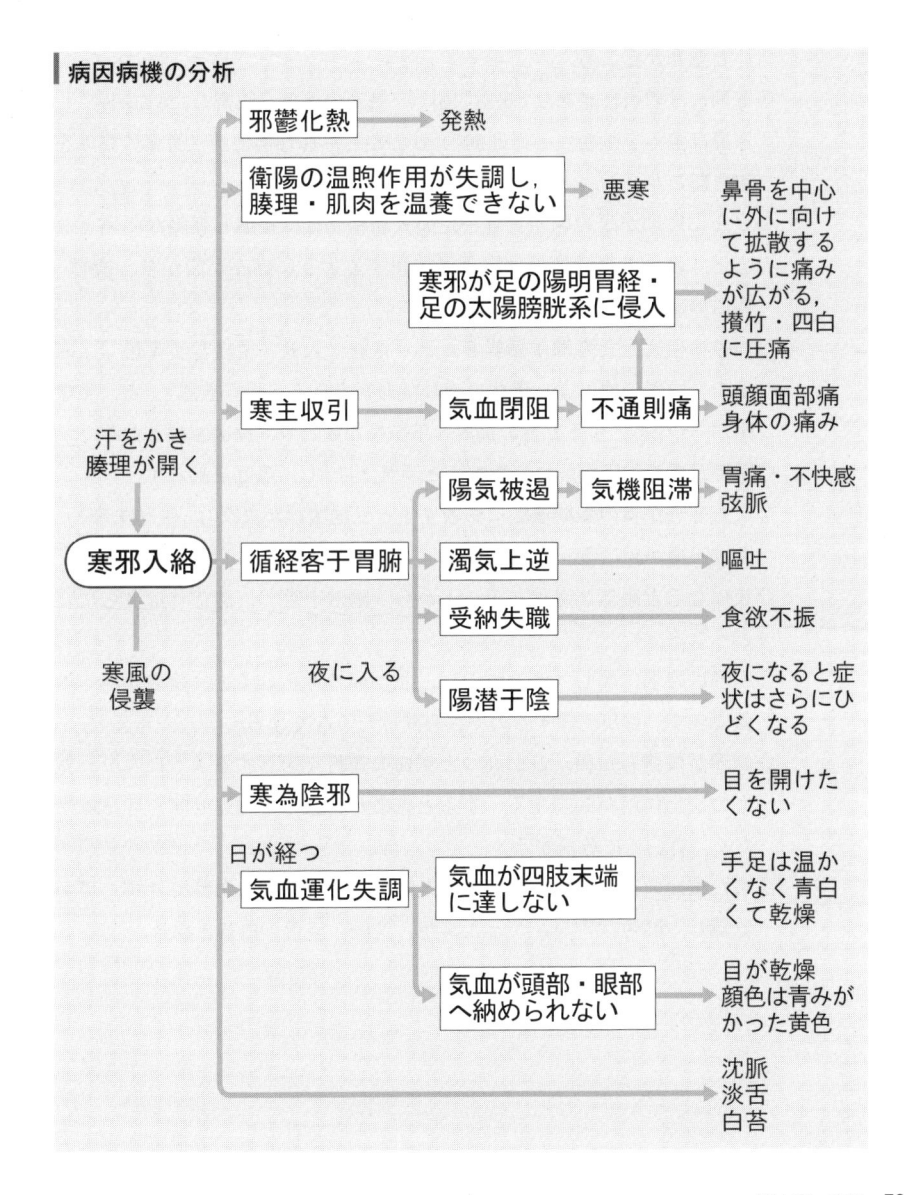

病因病機の分析

寒邪入絡
- 汗をかき腠理が開く
  - 邪鬱化熱 → 発熱
  - 衛陽の温煦作用が失調し, 腠理・肌肉を温養できない → 悪寒
  - 寒邪が足の陽明胃経・足の太陽膀胱系に侵入 → 鼻骨を中心に外に向けて拡散するように痛みが広がる, 攢竹・四白に圧痛
  - 寒主収引 → 気血閉阻 → 不通則痛 → 頭顔面部痛 身体の痛み
  - 循経客于胃腑
    - 陽気被遏 → 気機阻滞 → 胃痛・不快感 弦脈
    - 濁気上逆 → 嘔吐
    - 受納失職 → 食欲不振
  - 夜に入る
    - 陽潜于陰 → 夜になると症状はさらにひどくなる
- 寒風の侵襲
  - 寒為陰邪 → 目を開けたくない
  - 日が経つ
    - 気血運化失調
      - 気血が四肢末端に達しない → 手足は温かくなく青白くて乾燥
      - 気血が頭部・眼部へ納められない → 目が乾燥 顔色は青みがかった黄色
    - 沈脈 淡舌 白苔

第1章 内科 73

図の説明

◇風邪に寒邪が合わさり，汗をかき開いた状態の腠理に侵襲し脈絡に入る（寒邪入絡*）。侵襲した邪気は鬱し，さらに熱化し（邪鬱化熱*），発熱を引き起こす。

◇寒邪が表に影響して衛気が抑制され，肌表・腠理をうまく温煦できないと悪寒が起こる。

◇寒邪には収引性があり（寒主収引*），気血の運行を阻害し（気血閉阻*），不通は痛みを生む（不通則痛*）ことから，頭顔面部痛・身体の痛みを引き起こす。

◇さらに寒邪が足の陽明胃経・足の太陽膀胱経に侵襲し脈絡が不通となると，鼻骨を中心に外に向けて拡散するように痛みが広がり，攅竹・四白の部位に圧痛が起こる。

◇脈絡に侵入した寒邪が循経をたどり胃腑に入り（循経客于胃腑*），寒邪のもつ凝滞性により陽気の流れが抑制される（陽気被遏*）と，気機阻滞*となる。すると胃の痛み・不快感が起こり，脈は弦脈となる。

◇寒邪が胃の和降機能に影響すると濁気上逆*し，嘔吐を起こす。

◇また寒邪が胃の受納機能に影響すると受納機能が失調し（受納失職*），食欲不振が起こる。

◇夜になると陽気が潜伏することから（陽潜于陰*），諸症状はさらにひどくなる。

◇寒邪は陰邪に属し（寒為陰邪*），陰が傷つけられると，陰液が目を滋養できず，目が乾燥するので目を開けたくなくなる。

◇寒邪が侵襲した後，日が経つと気血の運行を阻害するようになり，気血の運化作用が失調する。すると気血が四肢末端に達せず，手足は冷たく，青白くて乾燥する。

◇また気血の運化が失調すると，気血が頭・顔面部を滋養できず，目が乾燥し，顔色は青みがかった黄色・沈脈・淡舌・白苔となる。

> 症例29

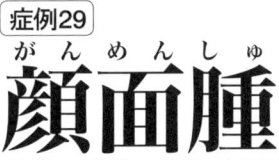

顔面腫
患者：38歳・女性（米国籍華人）

症状

現症：主訴は10年間に及び，頸部および顔面部が赤く腫れ，瘙痒があることである。患者は平素から辛い食べものを好んで食べる。10年前に化粧品のアレルギー反応が原因で，顔面部が赤く腫れ，瘙痒が起こった。以後，飲食に不注意なときに反復的に発作が起こり，次第に症状は重くなってきている。以前，中薬・西洋薬による治療を受けたが効果はなかった。受診時，頸部・顔面部が赤く，瘙痒がひどく我慢できないほどで，皮膚の色は光沢のある赤色で，少し腫れていた。特に鼻と唇の周囲の症状が重く，唇は乾燥し裂傷があり，少し出血もある。随伴症状は，不眠がひどく夜通し眠れない・いらだつ・じっとしていられない。食欲・便通はともに正常。

脈診：数脈

舌診：紅舌・少苔

治療

弁証：血分鬱熱・泛于肌表

治則：清血熱・降心胃之火

取穴：肺兪のところにある反応点：血分および皮毛の熱を瀉す

　　　曲池 ──┐
　　　血海 ──┴─ 清血分之風熱

　　　内庭 ──┐
　　　地倉 ──┴─ 清瀉陽明胃火

　　　迎香 ─── 清陽明之熱・搜風止痒

```
神門 ┐
     ├─ 清心安神
三陰交 ┘
```

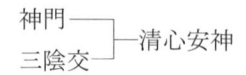

治療方法：背部の肺兪のところにある反応点に刺絡し吸角をかけ約30m*l*瀉血する。その他の経穴には瀉法を用い刺針を行う。置針はしない。

治療経過：針を抜針後，気持ちが楽になり重荷がとれたよう。隔日で再診を行うと，頸部の赤みが消え，腫れが引き，顔面部も改善した。まだ口・鼻の周りの痒みはひどい。初診の針治療以外に，神門・三陰交・迎香と患部の唇に毫針を用いて散針を施し，少し出血させる。さらに隔日で再診を行うと，顔面部の赤み・腫れ・瘙痒が消失した。唇は乾燥しなくなったが，裂傷から少し分泌液が出ている。鼻の傍らおよび鼻の下が少し痒い。不眠は改善され睡眠できるようになった。上記と同じ針治療を合計4回行いすべての諸症状が消失した。3カ月後に患者を訪問したが再発していなかった。

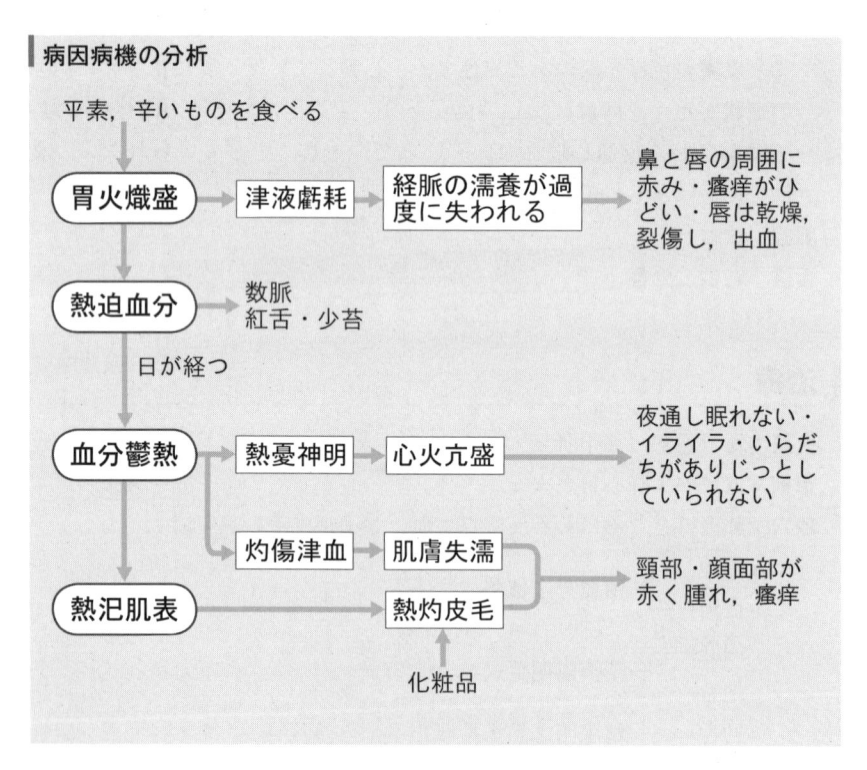

病因病機の分析

```
平素，辛いものを食べる
      ↓
  ┌─────┐      ┌──────┐     ┌──────────┐    鼻と唇の周囲に
  │胃火熾盛│ →  │津液虧耗│ →  │経脈の濡養が過│ →  赤み・瘙痒がひ
  └─────┘      └──────┘     │度に失われる │    どい・唇は乾燥，
      ↓                       └──────────┘    裂傷し，出血
  ┌─────┐      数脈
  │熱迫血分│ →  紅舌・少苔
  └─────┘
      │ 日が経つ
      ↓
  ┌─────┐      ┌──────┐     ┌──────┐    夜通し眠れない・
  │血分鬱熱│ →  │熱憂神明│ →  │心火亢盛│ →  イライラ・いらだ
  └─────┘      └──────┘     └──────┘    ちがありじっとし
      │                                       ていられない
      │         ┌──────┐     ┌──────┐
      │    ┌─→ │灼傷津血│ →  │肌膚失濡│    頸部・顔面部が
      ↓    │    └──────┘     └──────┘ →  赤く腫れ，瘙痒
  ┌─────┐ │                  ┌──────┐
  │熱泛肌表│─┘              → │熱灼皮毛│
  └─────┘                     └──────┘
                                  ↑
                                化粧品
```

図の説明	◇平素から辛い食べものを好んで食べたことで，脾胃に熱が生じ，化火し胃火熾盛*となった。熱邪により津液が消耗し（津液虧耗*），陰が損傷すると循経により頭顔面部の失養が起こり潤いがなくなる。そのため鼻と唇の周囲に赤み・瘙痒がひどい・唇は乾燥，裂傷し，出血する。 ◇邪熱が血分に侵入する（熱迫血分*）と，数脈・紅舌・少苔を示す。 ◇この状態が長い間，改善されず血分の熱が鬱し（血分鬱熱*），熱が神明に影響する（熱憂神明*）と心火亢盛*となり，夜通し眠れない・イライラ・いらだちがありじっとしていられず落ち着かないなどが起こる。 ◇血分の鬱熱が陰血を灼き損傷させる（灼傷津血*）と，肌膚の潤いが失われる（肌膚失濡*）。さらに陰血が損傷したことで肌表に熱が汎濫し（熱汎肌表*），肌膚の灼熱が起こる（熱灼皮毛*）。そこに化粧品のアレルギー反応による灼熱も起こり，頸部および顔面部が赤く腫れ，瘙痒が起こる。

症例30

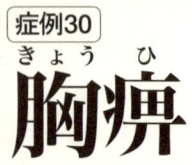

胸痺（狭心症・慢性表層性胃炎）
きょうひ

患者：65歳・女性

症状

現症：胸苦しさ・胸痛を患い7年になる。7年前に胸苦しさ・胸痛が始まった。毎年，初春の寒い時期に発作が起こりやすい。随伴症状は，胃脘部の張痛・食べられる量が少ない・不眠・腰が冷える・尿が少ない・かなり前から排尿困難がある。

脈診：弦脈

舌診：暗舌

治療

弁証：胸陽不足・脈絡瘀阻

治則：助陽・化瘀・通痺

取穴：耳穴

```
心 ┐
胸 ┴── 助陽・化瘀・通痺

脾 ┐
胃 ┴── 温運脾胃

腎 ─── 温腎壮陽

肝 ─── 理気止痛

神門 ┐
皮質下 ┼── 安神止痛
交感 ┘
```

治療方法：王不留行を上記の耳穴に圧を加え押さえて貼る。毎回，治療時に上記の耳穴から4～5穴選択し貼る。

治療経過：1回目の治療後，胃の諸症状が消失した。胸苦しさ・胸痛も起こらなかった。治療当日の昼に1時間，深い睡眠がとれた。以前は，夜に眠れないだけでなく，昼に眠ることもできなかった。5回目の治療後，寒風に当たり，寝違えを起こし，背部痛が出た。さらに背部痛が胸部にまで放射的に広がり，胸痛が出た。再度，耳穴に王不留行を圧を加え押さえて貼り治療すると，当日すぐに治癒した。以前は痛みが出た場合，回復までに何日間か必要であったが，合計10回の治療を経て治癒し，その後再発していない。

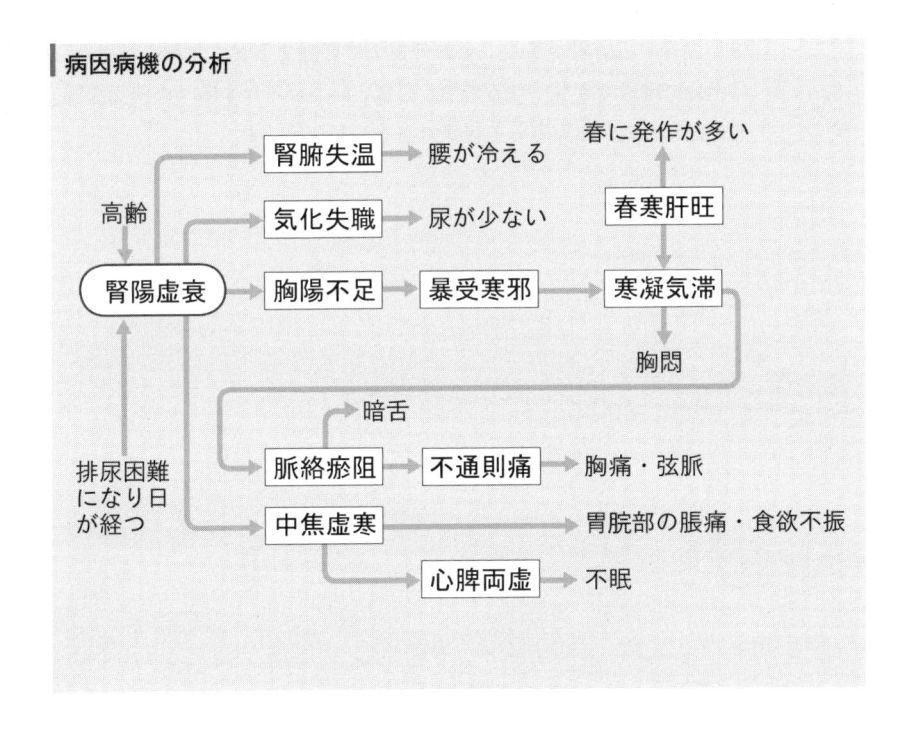

病因病機の分析

```
高齢 ──┐         ┌─ 腎腑失温 → 腰が冷える       春に発作が多い
       │         ├─ 気化失職 → 尿が少ない       ┌──────┐
       ↓         │                              │春寒肝旺│
   ┌──────┐     ├─ 胸陽不足 → 暴受寒邪 ─────→ 寒凝気滞
   │腎陽虚衰│ ───┤                                │
   └──────┘     │                               ↓
       ↑         │         暗舌                  胸悶
       │         ├─ 脈絡瘀阻 → 不通則痛 → 胸痛・弦脈
 排尿困難        │
 になり日       ├─ 中焦虚寒 → 胃脘部の脹痛・食欲不振
 が経つ          │
                 └─ 心脾両虚 → 不眠
```

図の説明	◇高齢のため腎が虚し，久病により腎を損傷し腎陽虚衰*になる。陽虚のため温煦作用が弱まり下元虚衰となり，腎の腑である腰を温養できなくなる（腎腑失温*）と腰の冷えが起こる。 ◇腎気の気化が無力となり気化機能が失調する（気化失職*）と，尿が少なくなる。

◇腎陽虚衰から胸陽が不足し，そこに寒邪を受ける（暴受寒邪*）と，寒邪のもつ凝滞性により陽気の流れが抑制され気機阻滞（寒凝気滞*）となり，胸悶が起こる。
◇春は肝気が旺盛となりやすい（春寒肝旺*）ので，春に発作が多く起こる。
◇寒凝気滞が脈絡に影響すると阻滞を起こし（脈絡瘀阻*），暗舌を示す。
◇脈絡は阻滞し不通となり，不通は痛みを生む（不通則痛*）ことから，胸痛を起こし，弦脈となる。
◇腎陽虚衰から中焦の陽気が次第に損傷し，脾胃に影響すると中焦虚寒*となり，胃脘部の脹痛・食欲不振を起こす。
◇中焦虚寒から脾陽が衰え，気血の生化に影響すると，水穀の精微が心に十分に輸送できなくなるので，心気・心血が不足する（心脾両虚*）。そのため心の気血両虚の主症状である不眠を起こす。

症例31

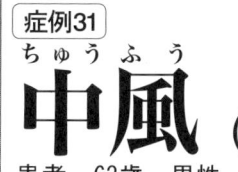

中風（中経絡）（椎骨脳底動脈循環不全・高血圧症）

患者：63歳・男性

症状

現症：頭がクラクラして目眩があり，下肢に力がない症状が8日間続いている。8日前，突然，頭がクラクラして目眩を起こし，吐き気を催し，一度嘔吐した。現在は頭がクラクラする目眩がひどい。随伴症状は，言葉をはっきり話すことができない・ものが二重に見える〔複視〕・両下肢に力がなく歩行困難・口は乾くが何も飲みたくない。肥満体型で，食欲・便通は正常である。

脈診：弦滑脈

舌診：黄厚少津苔

治療

弁証：風火上擾清空

治則：熄風・瀉火・化痰開竅

取穴：百会―――熄風・瀉火・開竅
　　　十二井穴―清熱熄風・化痰開竅
　　　太陽―――清熱熄風

治療方法：刺絡し瀉血する。

治療経過：1回目の治療で，百会・十二井穴に刺絡後，頭がクラクラする目眩が明らかに軽減した。2回目の治療後，諸症状がすべて軽減した。その後，ほかの治療法を1カ月余り続け，諸症状はすべて消失した。

病因病機の分析

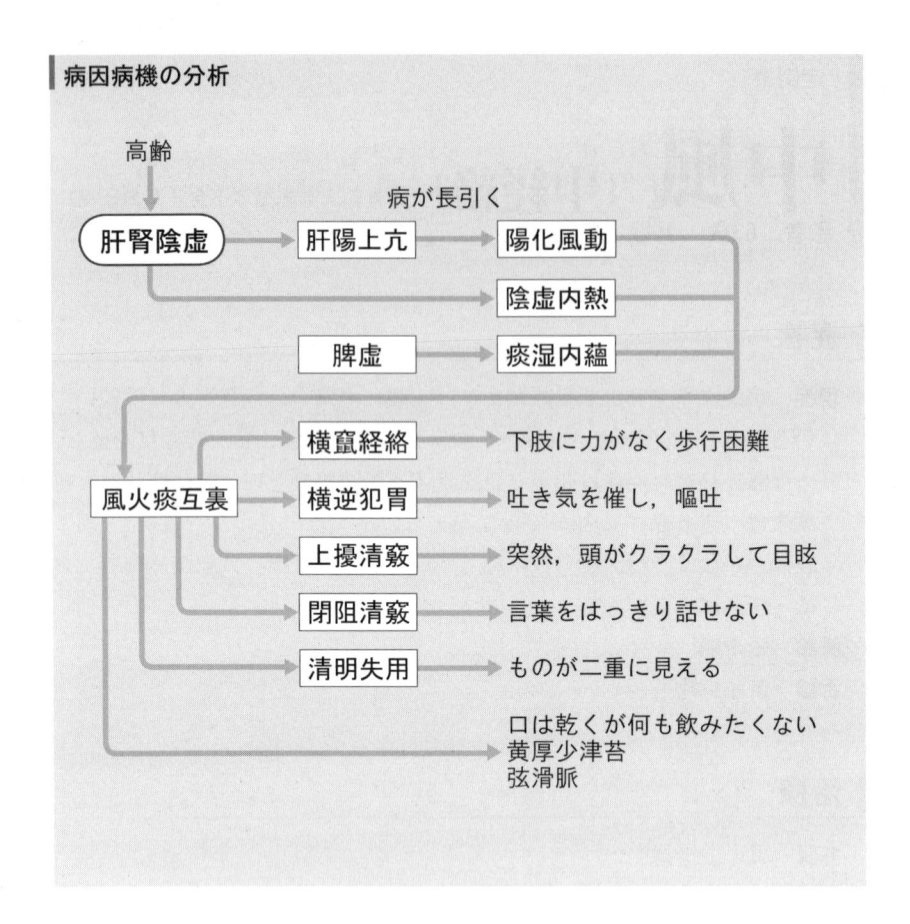

```
                         病が長引く
         高齢
          ↓
    ┌─────────┐    ┌─────────┐    ┌─────────┐
    │ 肝腎陰虚 │ →  │ 肝陽上亢 │ →  │ 陽化風動 │
    └─────────┘    └─────────┘    └─────────┘
                                  ┌─────────┐
                                  │ 陰虚内熱 │
                                  └─────────┘
         ┌─────────┐              ┌─────────┐
         │ 脾虚    │ →            │ 痰湿内蘊 │
         └─────────┘              └─────────┘

                   ┌─────────┐
              ┌→   │ 横竄経絡 │ → 下肢に力がなく歩行困難
              │    └─────────┘
              │    ┌─────────┐
    ┌─────────┐├→  │ 横逆犯胃 │ → 吐き気を催し, 嘔吐
    │風火痰互裏│├   └─────────┘
    └─────────┘│   ┌─────────┐
              ├→   │ 上擾清竅 │ → 突然, 頭がクラクラして目眩
              │    └─────────┘
              │    ┌─────────┐
              ├→   │ 閉阻清竅 │ → 言葉をはっきり話せない
              │    └─────────┘
              │    ┌─────────┐
              └→   │ 清明失用 │ → ものが二重に見える
                   └─────────┘

                        口は乾くが何も飲みたくない
                        黄厚少津苔
                        弦滑脈
```

図の説明	◇高齢のため腎が虚し腎陰虚となり, 肝腎同源であることから肝腎陰虚*になる。陰虚のために肝陽を制御できなくなるので肝陽が亢進し, 肝陽上亢*となる。肝陽上亢が長い間改善されず, 陽の亢進をまったく制御できなくなると陽化風動*となる。さらにそこへ肝腎陰虚から起こる陰虚内熱*, 脾虚*から起こる痰湿内蘊*が互いに影響し, 風火痰互裏*となり, 黄厚少津苔・弦滑脈・口は乾くが何も飲みたくないなどの症状が現れる。 ◇風火痰互裏から風邪・火邪・痰邪が経絡に停滞し, 邪が経絡を横行し, いたるところで気血の疏通を妨げる（横竄経絡*）と下肢に力がなくなり, 歩行困難が起こる。

◇風火痰の邪が横逆し胃を犯す（横逆反胃*）と胃気不降*となり吐き気を催し，嘔吐する。
◇風火痰の邪が上昇し，清竅を上擾し（上擾清竅*），気血の運行が悪くなり閉塞すると，突然，頭がクラクラして目眩が起こる。
◇また清竅が邪によって気血の流れを阻害し，閉じてしまうと（閉阻清竅*）言葉をはっきり話せなくなる（言語不利）。
◇さらに，目の竅に影響すると目の視る作用が失調し，清明失用*となり複視が起こる。

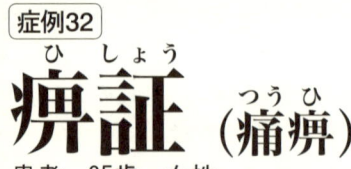

症例32
痺証（痛痺）
患者：35歳・女性

症状

現症：主訴は両側膝関節の疼痛で発症して半年となる。半年前の冬，裸足で冷たい板敷きの床の上を踏んだことが原因で，発熱・悪寒・全身に疼痛が起こるなどの感冒症状が起こった。治療を受け1週間後，感冒症状は改善されたが，両側膝関節の疼痛が治癒しなかった。さらに症状が日に日に重くなり，下肢は冷え，寒さを受けると疼痛は悪化する。以前，中薬・西洋薬による治療を受けたが効果はなかった。食欲・便通ともに正常。

脈診：沈弦脈

舌診：淡紅舌・薄白苔

治療

弁証：寒凝気滞・不通則痛

治則：散寒通絡止痛

取穴：内外膝眼 ┐
　　　足三里　├─疏通経絡・行気止痛
　　　陰陵泉　│
　　　陽陵泉　┘
　　　太谿 ─── 温腎散寒

治療方法：上記のすべての経穴に刺針時に得気程度の刺激を与える。吸角および灸頭針を合わせて用い，置針は50分間行う。

治療経過：1回目の針治療後，患者は両側膝関節部について，凍っていた膝が解凍されていくように軽快になったと訴えた。7回の治療で両側膝関節の疼痛が明らかに軽減した。しかし，曇りや雨の日は痛みが起こっ

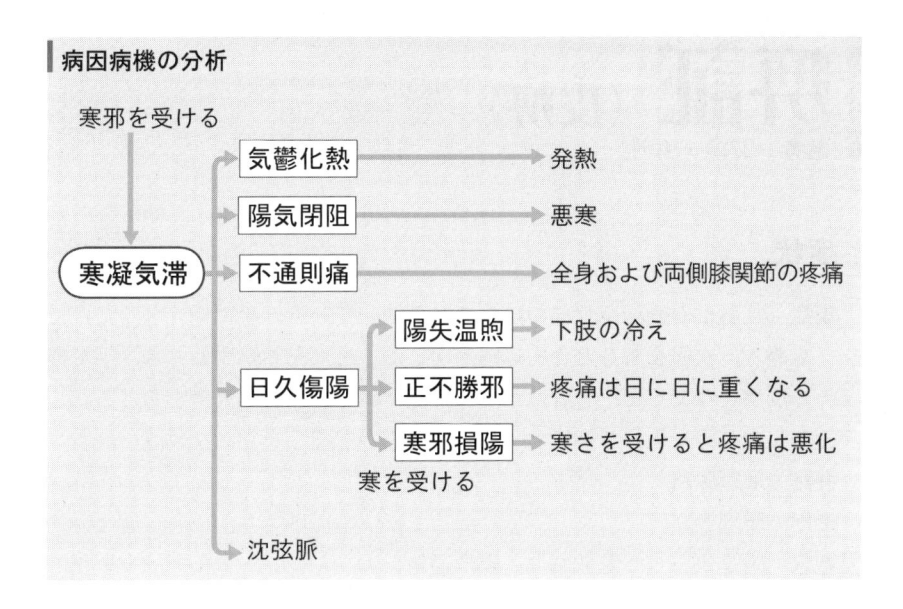

た。合計25回の治療ですべて治癒した。

病因病機の分析

```
寒邪を受ける
      ↓                 気鬱化熱 ──→ 発熱
   寒凝気滞 ──┬─→ 陽気閉阻 ──→ 悪寒
            ├─→ 不通則痛 ──→ 全身および両側膝関節の疼痛
            │              ┌─→ 陽失温煦 → 下肢の冷え
            ├─→ 日久傷陽 ──┼─→ 正不勝邪 → 疼痛は日に日に重くなる
            │              └─→ 寒邪損陽 → 寒さを受けると疼痛は悪化
            │                 寒を受ける
            └─→ 沈弦脈
```

| 図の説明 | ◇寒邪を感受すると寒邪が脈絡で阻滞し寒凝気滞*を起こす。そのため沈弦脈を示す。
◇気滞状態が改善されないと気鬱となり熱化し（気鬱化熱*），発熱を起こす。
◇さらに，寒邪の侵襲を受けると寒邪のもつ凝滞性により陽気の流れが抑制される。陽気が阻害され（陽気閉阻*）通じなくなると悪寒を起こす。
◇また，気機が阻滞して脈絡が通じなくなると全身および両側膝関節の疼痛が起こる（不通則痛*）。
◇寒凝気滞の状態が，長期間改善されず進行すると陽気を損傷する（日久傷陽*）。陽気の温煦作用が失われる（陽失温煦*）と，下肢の冷えが起こる。
◇また，正気が邪気に勝てず（正不勝邪）症状はさらに悪化し，疼痛は日に日に重くなる。
◇寒邪を受けると陽気をいっそう損傷し（寒邪損陽*），寒邪が凝滞しさらに疼痛は悪化する。 |

症例33

痺証（皮痺）
患者：32歳・女性

症状

現症：主訴は右側肩甲骨部の疼痛で3日続いている。手で軽く触るだけでも痛み，衣服を着るときも疼痛が起こる。患部を診察するとき，手で軽く皮膚をなでると，患者はすぐに，刺すように痛むと大声をあげる。しかし少し力を入れて押すと，反対に明らかな痛みを覚えない。

弁証：邪壅脈絡

治則：駆邪通絡

取穴：阿是穴——宣散気血・駆邪通絡

治療方法：1寸の毫針を用いて患部の沿部の皮膚に3〜5本透刺針を行う。置針20分間。抜針後，速い速度で患部20点余りに点刺〔速刺，すばやく刺入しすぐに抜針〕，刺入深度は1〜2分。

治療経過：針治療後，再度痛みのある患部をなでると，痛みも増さず疼痛も消失していた。1回の針治療で治癒した。1年後，患者がまた来診した。前回と同じ症状が再発し，すでに4日になると訴える。すでにほかの医師から針治療を2回受けたが，効果はなかった。かえって自覚する痛みがひどくなり，さらに患部が固くなったように感じた。患者から詳しく，この医師からどのような針治療を受けたのかを尋ね，この医師が患部に斜刺で筋肉の層まで刺針し，刺入深度は比較的深く，刺針時の針のひびきも強かったということがわかった。このことから判断すると，患部が固くなったように感じたのは，邪気を裏に引き入れたことが原因で起こっている。以前と同じ刺針方法を用いて治療する。針治療後，患部に吸角治療も加えて行い，10分置く。吸角をはずした後，患部の疼痛は治癒した。

病因病機の分析

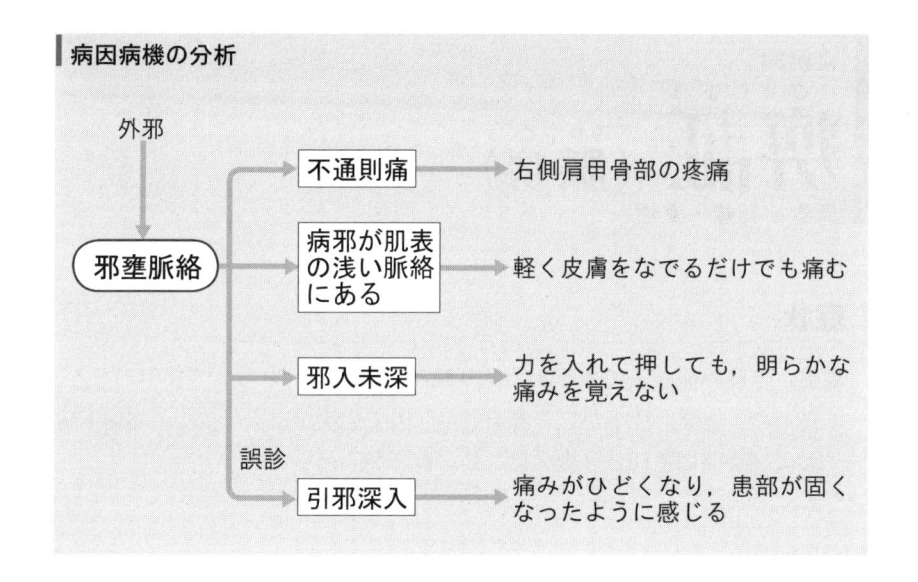

```
                    ┌─→ 不通則痛 ──────→ 右側肩甲骨部の疼痛
                    │
          外邪       │    病邪が肌表
           ↓        ├─→ の浅い脈絡 ──→ 軽く皮膚をなでるだけでも痛む
        邪壅脈絡 ───┤    にある
                    │
                    ├─→ 邪入未深 ────→ 力を入れて押しても，明らかな
                    │                    痛みを覚えない
               誤診 │
                    └─→ 引邪深入 ────→ 痛みがひどくなり，患部が固く
                                         なったように感じる
```

| 図の説明 | ◇外邪が脈絡に入り外邪が脈絡を塞いで邪壅脈絡*となる。脈絡が不通となると不通は痛みを生む（不通則痛*）ことから，右側肩甲骨部に疼痛が起こる。
◇邪が脈絡の表面の浅い部分にあることから，軽く皮膚をなでるだけでも痛みが増す。
◇逆に邪は深く入っていない（邪入未深*）ことから，力を入れて押しても明らかな痛みを覚えない。
◇1年後の再発時に，ほかの医師が誤診し間違った治療を行い，邪気を深く引き入れた（引邪深入*）ため，痛みがひどくなり，患部が固くなったような感じが起こった。|

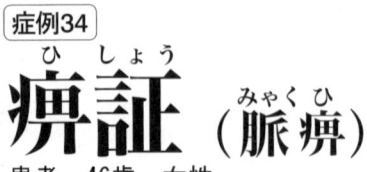

症例34
痺証（脈痺）
患者：46歳・女性

症状

現症：下肢の静脈炎で血管が曲がり腫れている症状を患って10年になる。最近の1週間，仕事からくる過労が原因で症状が重くなった。右側下腿および足部に腫れと疼痛が起こり，血管が隆起している。

治療

弁証：瘀阻脈絡
治則：活血通絡
取穴：委中 ─┐
　　　承山 　│
　　　崑崙 　├─ 祛瘀通絡・散刺放血（経穴上の絡が浮いているところ）
　　　飛揚 　│
　　　復溜 ─┘
　　　足三里 ── 培補気血
　　　太衝 ── 行気通絡
　　　三陰交 ── 活血化瘀

治療方法：委中・承山・崑崙・飛揚・復溜などの経穴上に暗い紫色の線状に絡が浮いているところを探し，散刺し瀉血させた後，足三里・三陰交・太衝に斜刺で刺針し温和灸〔棒灸を経穴に近づけ，温める〕を合わせて用い，20分間行う。

治療経過：1回目の針治療後，腫れと疼痛が激減し，3回の治療を経て腫れと疼痛が消失した。

病因病機の分析

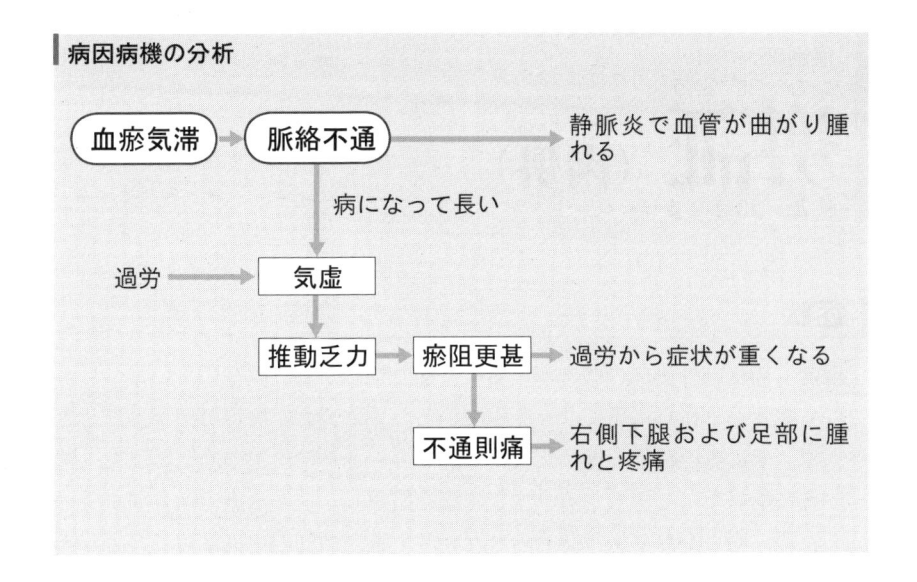

```
血瘀気滞 → 脈絡不通 → 静脈炎で血管が曲がり腫
                      れる
              ↓ 病になって長い
過労 →    気虚
          ↓
         推動乏力 → 瘀阻更甚 → 過労から症状が重くなる
                   ↓
                  不通則痛 → 右側下腿および足部に腫
                            れと疼痛
```

図の説明	◇気機が阻滞され血行が瘀滞すると血瘀気滞*となる。気血が脈絡を流れなくなり不通状態になる（脈絡不通*）と，血管に負担が加わり静脈炎を起こして血管が曲がり腫れる。 ◇病が長引いたことにより気が損傷し，さらに過労により気が消耗されたことにより気虚*を起こす。気虚のため気の推動作用が弱くなり（推動乏力*），血流は悪くなり，瘀阻がひどくなる（瘀阻更甚*）とさらに症状が重くなる。 ◇また瘀血の阻滞された状態が右側下腿までおよび，足部の脈絡が不通となる。不通は痛みを生む（不通則痛*）ことから，右側下腿および足部に腫れと疼痛が起こる。

症例35
痺証（肉痺）
患者：28歳・女性

症状

現症：両上腕外側部の筋肉がだるく，痛む症状が15日間続いている。しかも症状が日に日に重くなってきている。夏に遠方へ旅行に出かけたときに，手に重い荷物を提げた後から起こり，さらに冷房の冷たい風を上腕部に受けたことにもよる。すでに薬を服用し，按摩治療も何日間か受けたが，明らかな効果は認められない。上腕三頭筋の中央部辺りが少し隆起し腫れている。指で患部を押さえ，つまみ，揉むと疼痛が激しさを増す。

治療

弁証：寒凝気滞・脈絡不通
治則：散寒行気・通絡止痛
取穴：阿是穴――散寒行気・通絡止痛
治療方法：患部の圧痛点に1点，直刺で1寸ほどの深さまで刺針。得気後，反復的に提挿〔上に引き上げ，下に刺し入れる〕を行う。さらに患部周囲に向け，2～3点斜刺で刺針する。患者は患部に熱っぽく張るような感じを覚えた。置針を20分間行い，抜針後，同じところに吸角を10分間行う。針孔から少量，出血させる。
治療経過：再診時，患者は疼痛が大きく軽減したと訴える。上記と同様の治療をさらに2回行い，治癒した。

病因病機の分析

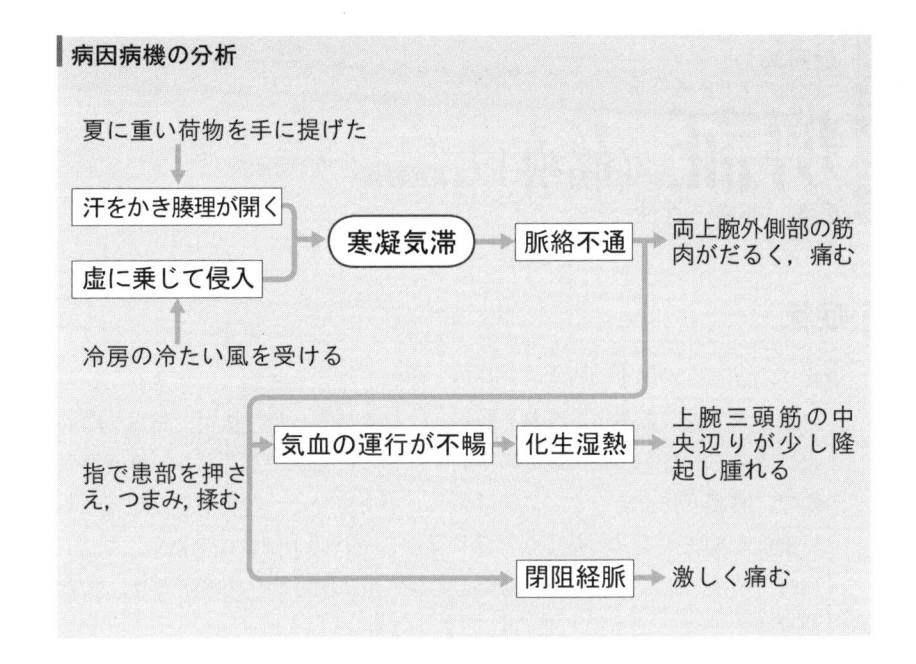

```
夏に重い荷物を手に提げた
            ↓
    汗をかき腠理が開く ──┐
                        ├→ 寒凝気滞 → 脈絡不通 → 両上腕外側部の筋
    虚に乗じて侵入 ──────┘                        肉がだるく，痛む
            ↑
    冷房の冷たい風を受ける

                        気血の運行が不暢 → 化生湿熱 → 上腕三頭筋の中
    指で患部を押さ                                    央辺りが少し隆
    え，つまみ，揉む                                  起し腫れる

                                        閉阻経脈 → 激しく痛む
```

図の説明	◇夏に重い荷物を手に提げたために汗をかき，腠理が開いているときに冷房の冷たい風を受け，肌表の衛気が虚していることに乗じて寒邪が脈絡に侵入した。寒邪を受けると寒邪のもつ凝滞性により気滞が起こり，気血が阻滞し（寒凝気滞*），脈絡不通*となり，両上腕外側部の筋肉がだるく，痛む症状が起こる。 ◇さらに脈絡不通の状態のため気血の運行が不暢となり，阻害された状態がなかなか改善されないと熱化し，湿熱を生じ（化生湿熱*），上腕三頭筋の中央部辺りが少し腫れ，隆起する。 ◇脈絡が不通状態の患部を指で押さえ，つまみ，揉むと，さらに経脈が阻害され閉される（閉阻経脈*）。不通状態は痛みを生じることから，激しい痛みが起こる。

症例36
痺証（筋痺）（坐骨神経痛）
患者：48歳・女性

症状

現症：右側下肢が引きつるように痛み，痺れ，冷える状態が１年余り続いている。すでに西洋薬・中医薬を服用し，針灸治療も受けたが，明らかな効果は認められなかった。最近の１週間はさらに症状が重くなり，疼痛が激烈で，右側下肢をまっすぐに伸ばすことができない。右側下肢の疼痛のある部位を検査すると，ちょうど膀胱経筋の走行線上部位にあたり，秩辺・環跳・承扶・殷門・委中・崑崙などの経穴上に明らかな圧痛があり，また曲げても伸ばしても引っ張られるように痛む。

弁証：寒凝経脈
治則：散寒行滞・舒筋活絡
取穴：秩辺 ┐
　　　環跳 │
　　　承扶 ├─散寒行滞・舒筋活絡
　　　殷門 │
　　　委中 │
　　　崑崙 ┘

治療方法：選択した上記の経穴に刺針する。その際，足底にまで針をひびかせるように刺針する。さらに灸頭針を用い，置針を40分間行う。

治療経過：置針を行っている過程で，患者は自身の足底から冷えが抜けていくように感じたと述べる。右側下肢が次第に温かくなり心地よくなった。以前，針灸治療を受けたときには，針のひびきが足底の方へ伝わるようなことは起こらなかったとも述べる。再診時，患者は症状が明らかに軽減したと述べた。すでに，右側下肢の冷える感じは再発していなかった。合計７回の治療を行い治癒した。

病因病機の分析

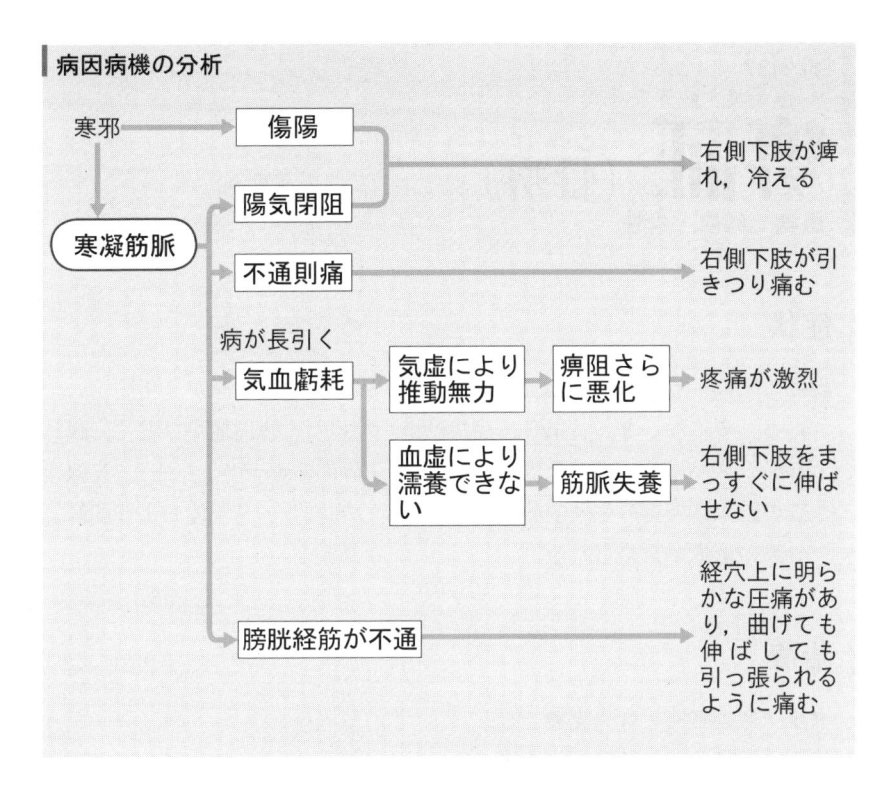

```
寒邪 ──→ 傷陽 ─────────────→ 右側下肢が痺
  │     陽気閉阻 ──────────→ れ，冷える
  ↓
寒凝筋脈    不通則痛 ──────────→ 右側下肢が引
                                 きつり痛む

        病が長引く
        気血虧耗 ──→ 気虚により ──→ 痺阻さら ──→ 疼痛が激烈
                    推動無力      に悪化

                    血虚により ──→ 筋脈失養 ──→ 右側下肢をま
                    濡養できな                   っすぐに伸ば
                    い                           せない

        膀胱経筋が不通 ─────────→ 経穴上に明ら
                                   かな圧痛があ
                                   り，曲げても
                                   伸ばしても
                                   引っ張られる
                                   ように痛む
```

図の説明	◇寒邪が筋脈に侵襲し陽気が傷つけられ（傷陽*），さらに寒邪が筋脈に凝滞した（寒凝筋脈*）ことで，陽気が阻害され機能できなくなり（陽気閉阻*）右側下肢が痺れ，冷える。 ◇寒邪が筋脈に侵入（客）すると筋脈が攣縮し不通となる。不通は痛みを生む（不通則痛*）ことから，右側下肢が引きつり痛む。 ◇病気になり，症状が長期間改善されないと気血が消耗し（気血虧耗*），気虚となり，気の推動作用が無力となるので，痺阻がさらに悪化し，疼痛が激烈となる。 ◇また，血虚から濡養作用が不能となると，筋脈が滋養されず，弾力を失い（筋脈失養*），右側下肢をまっすぐに伸ばせなくなる。 ◇寒邪が筋脈に凝滞し，膀胱経の経筋が不通となると，経穴上に明らかな圧痛が起こり，また曲げても伸ばしても引っ張られるような痛みが起こる。

第1章 内科

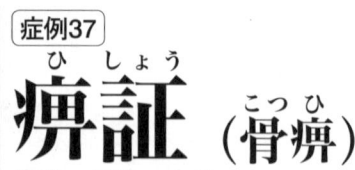

症例37
痺証（骨痺）
患者：49歳・女性

症状

現症：頸部・肩背部・両側上肢がだるく，張り，痛む状態が2年間続いている。冬になると，日に日に症状は重くなった。夜間痛がひどく，眠れない。スパーリング・テスト（＋），頸・肩部伸延テスト（＋）。X線検査の結果，頸椎の生理的曲度がなくなり，頸椎5〜7椎体および関節に骨棘の形成が認められる。

治療

弁証：寒凝脈絡・骨失充養
治則：散寒通絡・益髄易痺止痛
取穴：頸4〜7夾脊──通陽散寒

曲池　┐
臂臑　│
外関　├─通絡止痛
合谷　│
八邪　┘

治療方法：先に頸4〜7夾脊に約1.8寸の深さに刺針する。針尖が頸椎横突起の骨膜に届いたら，反復的に提挿〔上に引き上げ，下に刺し入れる〕を行う。頸部・後背部が熱く張るような感じとともに針のひびきが肩部・上腕部にそって伝わる。さらに反復的に上から下に向かって循法〔指頭で経脈にそって軽く押さえてゆく〕を行い，また，肩部・上腕部にそって手にいたるまで叩打する。その後，曲池・臂臑・外関・合谷・八邪に刺針し，置針を40分間行う。

治療経過：抜針後，患者はすぐに明らかに症状が軽減していることを自覚した。合計6回の治療を行い，すべての症状は基本的に消失したが，頸部・上腕部を強化するために運動をすることを勧めた。半年後に患者を訪問したが，再発していなかった。

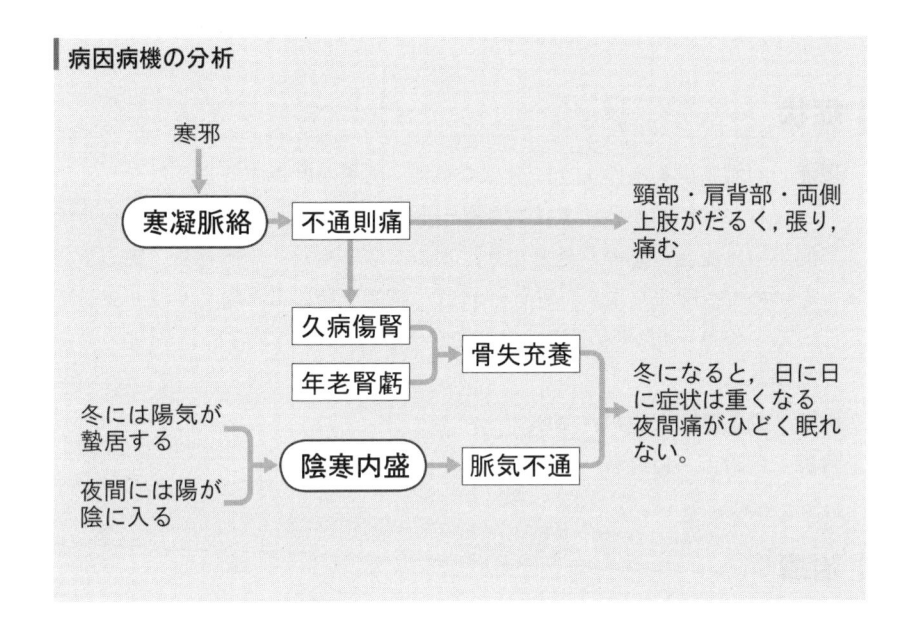

病因病機の分析

```
                    寒邪
                     ↓
              ┌──────────┐      ┌────────┐         頸部・肩背部・両側
              │ 寒凝脈絡 │ ───→ │不通則痛│ ───→   上肢がだるく，張り，
              └──────────┘      └────────┘         痛む
                     ↓
                 ┌──────┐
                 │久病傷腎│ ┐    ┌────────┐
                 └──────┘  ├──→ │骨失充養│
                 ┌──────┐  │    └────────┘       冬になると，日に日
                 │年老腎虧│ ┘                     に症状は重くなる
                 └──────┘                         夜間痛がひどく眠れ
  冬には陽気が                                     ない。
  蟄居する      ┐    ┌──────────┐    ┌────────┐
                ├──→ │ 陰寒内盛 │──→│脈気不通│
  夜間には陽が  ┘    └──────────┘    └────────┘
  陰に入る
```

図の説明	◇寒邪が脈絡に侵襲し凝滞すると（寒凝脈絡*），不通となる。不通は痛みを生む（不通則痛*）ことから，頸部・肩背部・両側上肢がだるく，張り，痛む。
	◇病気にかかり，長期間症状が改善されないと病気は腎に及び，腎を損傷し（久病傷腎*），さらに高齢から腎気が消耗し虚弱となり下元虚衰となる。すると筋骨を温養できなくなり骨が滋養されなくなる（骨失充養*）。また，陽気が蟄居する冬には，特に夜間に陽が陰に入ることから陰寒内盛*となり，陰邪である寒邪が脈に阻滞し気が不通（脈気不通*）となることから，冬になると日に日に症状は重くなり，夜間痛がひどく眠れない症状が起こる。

症例38
痺証（骨痺）（レイノー氏病）
患者：35歳・女性

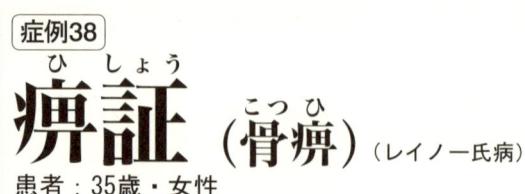

症状

現症：両側手指が氷のように冷たく痺れ，感覚が麻痺するようになり5年となる。5年前の冬，アイススケート中に転倒後，毎年，冬になると両側手指は血色の悪い白色となり，氷のように冷たく，痺れる。綿の手袋をはめても暖まらない。随伴症状は，両側手指の爪が粗くザラザラしている・怒りっぽい・小便は澄んでいるが量は多い・夜間は頻尿・月経痛がある。

脈診：細弦脈・尺脈は沈で無力

舌診：色暗舌・白燥苔

治療

弁証：寒凝血滞・陽気閉阻

治則：活血化瘀・温腎通陽

取穴：耳穴

　　　肝 ─┐
　　　膈 ─┴─ 活血化瘀・舒肝理気

　　　腎 ── 温腎通陽

　　　指 ── 通経活絡

　　　交感 ── 自律神経調節・血管痙攣緩解

治療方法：王不留行の実を上記の耳穴に圧を加え押さえて貼る。肝・指は耳の内側と外側両面に貼る。

治療経過：1回目の治療後，大便が正常になり，2回目の治療後，舌苔の乾燥および舌の暗色が消失し，舌胖で歯痕がある状態へ変化した。3回

目の治療後，右側小指以外，すべての手指の血色が改善され，白色から紅色へと変わった。手袋をはめなくてもよくなった。4回目の治療後，右側小指も白色から紅色へと変わった。5回目の治療後，両側手指のすべての症状が改善され，異常がなくなった。

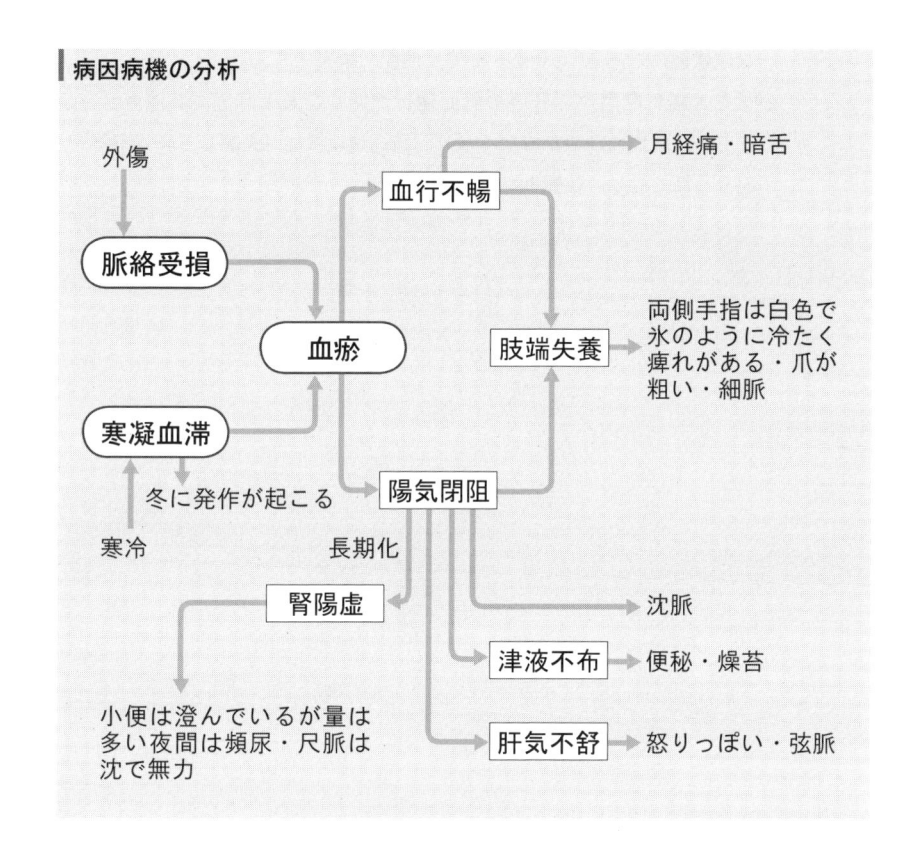

病因病機の分析

```
外傷
 ↓
脈絡受損 ──→ 血行不暢 ──→ 月経痛・暗舌
     ↘         ↓
      血瘀 ──→ 肢端失養 ──→ 両側手指は白色で
     ↗                       氷のように冷たく
寒凝血滞                       痺れがある・爪が
  ↑   冬に発作が起こる           粗い・細脈
寒冷        ↓
         陽気閉阻 ──→ 沈脈
    長期化 ↓
    腎陽虚    津液不布 ──→ 便秘・燥苔
      ↓
小便は澄んでいるが量は   肝気不舒 ──→ 怒りっぽい・弦脈
多い夜間は頻尿・尺脈は
沈で無力
```

図の説明	◇外傷を負い脈絡が損傷し（脈絡受損*），さらに冬になると寒冷を受け，寒邪の凝滞性により血滞を起し（寒凝血滞*），血瘀*を生む。血瘀から血行不暢*となり月経痛が起こり，暗舌となる。 ◇血瘀から陽気の宣泄機能が阻害され（陽気閉阻*），沈脈となる。 ◇血行不暢・陽気閉阻によって血が四肢末端を滋養せず（肢端失養*），両側手指は白色で氷のように冷たく，痺れ，爪が粗くザラザラになり，

細脈となる。

◇陽気閉阻が長期にわたり改善されないと腎陽を損傷し腎陽虚*となる。すると小便は澄んでいるが量が多い・夜間は頻尿・尺脈は沈で無力となる。

◇陽気の気機が阻害されると津液の気化作用が低下し，失調し輸府されない状態になると（津液不布*），便秘・燥苔となる。

◇また，陽気閉阻から肝経の気血運行が悪くなると肝経で気滞血瘀を起こし，肝気が伸びやかでなくなり，疏通暢達機能が失調し（肝気不舒*），怒りっぽくなり，弦脈となる。

症例39

痺証（骨痺）

患者：42歳・男性

症状

現症：1週間前，患者はサッカーをして，汗をかいた後，セメントの床の上に長時間座り休息をとった。2日後，右側下肢に疼痛が起こった。まず臀部に激しい拍動痛が起こり，その後，下肢後側，膝関節から足首まで痛みが走った。西洋医学の整形外科で検査を受けた結果，腰部のX線検査では異常は認められず，腓腹筋を伸ばし傷めたことにより坐骨神経痛が起こったと診断された。鎮痛薬を7回注射し，さらに強い鎮痛薬を1回注射した。また，消炎剤・鎮痛薬・ビタミンB$_1$などを内服するにつれ，次第によくなった。2日前，窓台に長く座り窓を修理したことから再発した。疼痛が前回よりさらに激しく，座っても横になっても痛みは治まらず，歩行も困難となる。上記と同様の方法で治療を行ったが効果はなかった。

当針灸科を受診時，疼痛が激しく，表情は苦痛にゆがみ，歩行および体勢を変えることも困難である。食欲・便通は正常。右側下肢をまっすぐに伸ばすことができない。下肢伸展挙上テスト（＋）・環跳・秩辺・委中などの経穴上に明らかな圧痛がある。

脈診：弦滑脈
舌診：白膩苔

治療

弁証：寒湿痺阻脈絡
治則：散寒除湿・祛風通絡
取穴：腰夾脊———通陽散寒

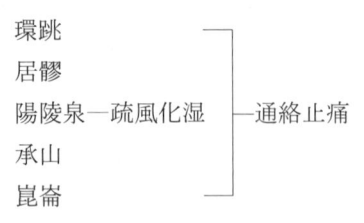

```
       環跳  ┐
       居髎  │
       陽陵泉─疏風化湿 ─通絡止痛
       承山  │
       崑崙  ┘
```

治療方法：毫針を用いて刺針を行う。下肢後側の膝関節から足首まで，針をひびかせるように刺針し，さらに灸を加え，置針を50分間行う。

治療経過：針治療後，疼痛は明らかに軽減し，自分で歩けるようになった。翌日の再診時，夜間に腓腹筋が張るような感じがあったと訴える。上記の治療法で継続治療を行い，合計7回の治療で治癒した。

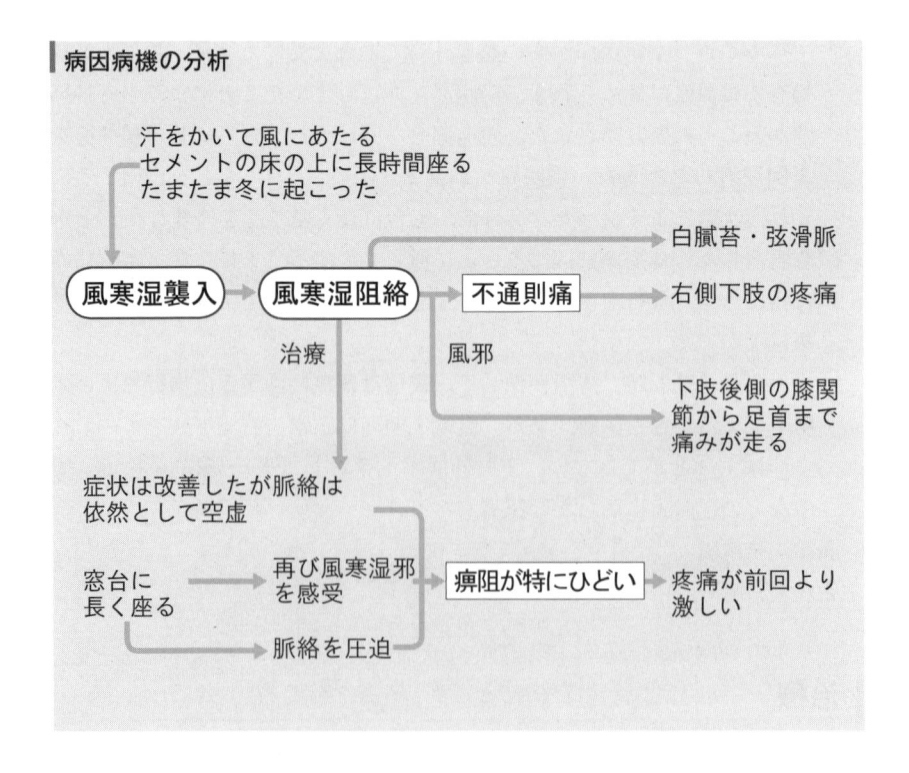

病因病機の分析

```
汗をかいて風にあたる
セメントの床の上に長時間座る
たまたま冬に起こった
        │
        ▼                              ──→ 白膩苔・弦滑脈
   風寒湿襲入 ──→ 風寒湿阻絡 ──→ 不通則痛 ──→ 右側下肢の疼痛
                  │          ↑
                  治療       風邪              下肢後側の膝関
                  │                         ──→ 節から足首まで
                  ▼                            痛みが走る
        症状は改善したが脈絡は
        依然として空虚
                  │
        窓台に ──→ 再び風寒湿邪
        長く座る   を感受    ──→ 痺阻が特にひどい ──→ 疼痛が前回より
             └──→ 脈絡を圧迫                         激しい
```

図の説明	◇冬に汗をかいた状態で風を受け，ひんやりとしたセメントの床の上に長時間座ったことで風邪・寒邪・湿邪が結合して経絡に侵襲し経絡が

阻滞を起すことで（風寒湿阻絡*），白膩苔・弦滑脈となる。
◇経絡が不通となり，不通は痛みを生む（不通則痛*）ことから，右側下肢に疼痛が起こる。
◇風邪による病では遊走不定の特徴があるので，下肢後側の膝関節から足首まで痛みが走る。
◇西洋医学の治療によって症状は改善したが，脈絡は依然として空虚な状態にあり，そこに窓台に長く座り脈絡を圧迫したことと，再び風寒湿邪を感受したことによって痹阻が特にひどくなり，疼痛が前回より激しく起こる。

症例40
水腫（すいしゅ）
患者：52歳・女性

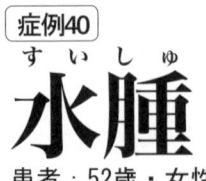

症状

現症：足背に水腫が起こり3カ月になる。3カ月前，両右側足背に水腫が現れ始めた。最近症状が重くなり，靴を履けなくなり，患部を押すと陥凹してなかなか元に戻らない。平素から足の水虫を患っている。月経痛があるが周期は正常である。しかし，今月は月経が1週間ほど遅れている。

脈診：（−）

舌診：白膩苔

治療

弁証：臓腑不和・水泛肌膚

治則：調和臓腑・利湿消腫

取穴：足三里 ┐
　　　三陰交 ┘ 健脾化湿・調和気血
　　　陰陵泉 ── 利湿消腫・通利三焦
　　　太衝 ── 疏肝理気・通経活血
　　　太谿 ── 益腎・通調衝任

治療方法：上記の経穴に刺針し，低周波治療器を用い混合波〔高い周波数と低い周波数が交互〕を施す。

治療経過：1回目の針治療の翌日，すぐに靴を履けるようになった。合計7回の治療で明らかに軽減し，帰郷した。

病因病機の分析

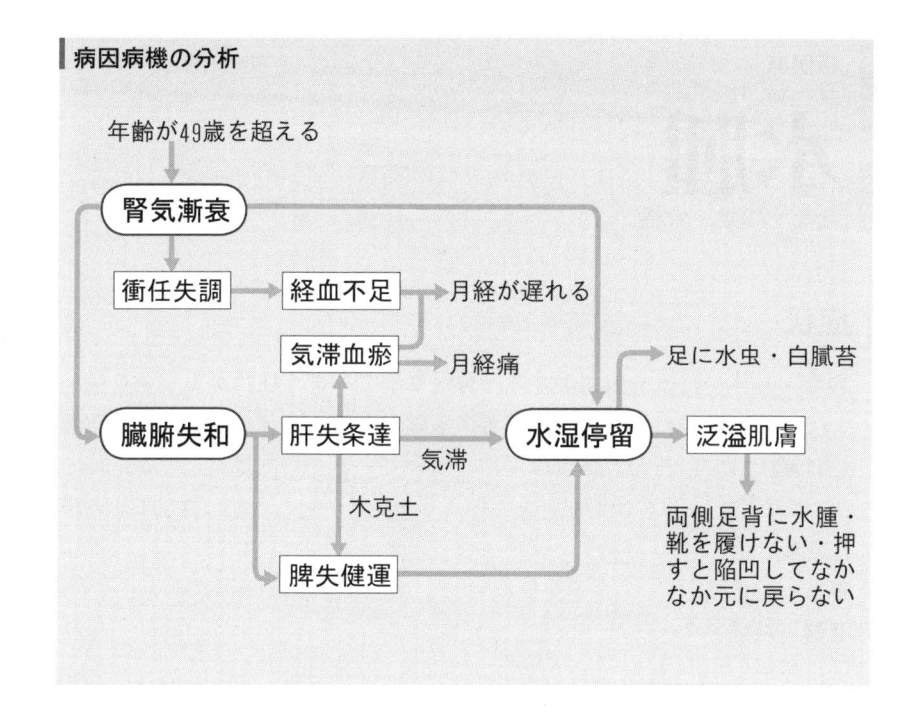

```
年齢が49歳を超える
      ↓
  ┌─────────┐
  │ 腎気漸衰 │──────────────────────────────┐
  └─────────┘                               │
      ↓                                     │
  ┌─────────┐   ┌─────────┐                 │
  │ 衝任失調 │──→│ 経血不足 │→ 月経が遅れる  │
  └─────────┘   └─────────┘                 │
                ┌─────────┐                 ↓
                │ 気滞血瘀 │→ 月経痛    → 足に水虫・白膩苔
                └─────────┘                 │
  ┌─────────┐   ┌─────────┐  気滞  ┌─────────┐  ┌─────────┐
  │ 臓腑失和 │──→│ 肝失条達 │─────→│ 水湿停留 │→│ 泛溢肌膚 │
  └─────────┘   └─────────┘       └─────────┘  └─────────┘
                    ↕ 木克土            ↑            ↓
                ┌─────────┐             │      両側足背に水腫・
                │ 脾失健運 │─────────────┘      靴を履けない・押
                └─────────┘                    すと陥凹してなか
                                               なか元に戻らない
```

| 図の説明 | ◇年齢が49歳を超え，腎気がしだいに衰え（腎気漸衰*），腎気が不足するため衝任脈が補充されず，衝任失調*となる。そのため血海失充*から経血不足*となり，月経が遅れる。
◇腎気漸衰から命門火衰*となり臓腑が温煦されなくなると，臓腑の生理機能の調和が失調する（臓腑失和*）。失調状態が肝に影響して肝の疏泄機能が失調し気滞を起こし，肝気が横逆して脾の運化作用を失調させる（脾失健運*）。腎気漸衰から陽虚，さらに気滞が加わり，推動と気化機能が弱くなると水湿が停滞する（水湿停留*）。そのため足に水虫があり，白膩苔となる。
◇水湿が肌膚に溢れる（泛溢肌膚*）と両側足背に水腫が起こり，靴が履けないほどに水腫が生じる。また押すと陥凹してなかなか元に戻らない。 |

症例41
水腫
患者：43歳・女性

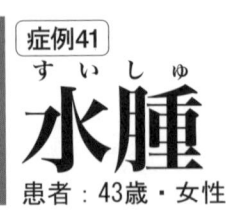

症状

現症：身体がだるく眠気が強く，居眠りしてしまう症状が1年余り続いている。下肢は重だるく，足背に水腫がある。腹部が張り，食べる量は減少しているが，体重は増加し続けている。口内は粘つくが，のどは渇かない。尿の出が悪い。このような症状が起こる前に裸足で水の中を歩いた。

脈診：濡緩脈

舌診：白膩苔

治療

弁証：感受寒湿・脾腎陽虚

治則：温化寒湿・健益脾腎

取穴：脾兪ー
　　　腎兪　├健益脾腎
　　　三焦兪ー

　　　百会ーー昇提清陽之気

　　　合谷ーー散邪気

　　　足三里ー
　　　陰陵泉　├健脾腎・化寒湿
　　　三陰交ー

　　　（耳穴）神門・脾・腎・内分泌

治療方法：背兪穴には温灸器を用いて治療し，吸角で閃罐法〔吸角をすばやく抜罐して，すぐに取り外す〕を施す。百会に刺針し，さらに棒灸を

用いて10分間温める。足三里・陰陵泉には灸頭針を施し，30分間置針する。耳穴に王不留行を押さえて貼り，患者自身で毎日3～5回，押さえて刺激するように教える。

治療経過：1回目の針治療後，患者の居眠りしてしまう症状は明らかに軽減し，下肢は前より軽くなった。5回目の針治療後，尿の出がよくなり，足背の水腫が消失した。合計12回の治療で諸症状が消失し，体重が4kg減った。

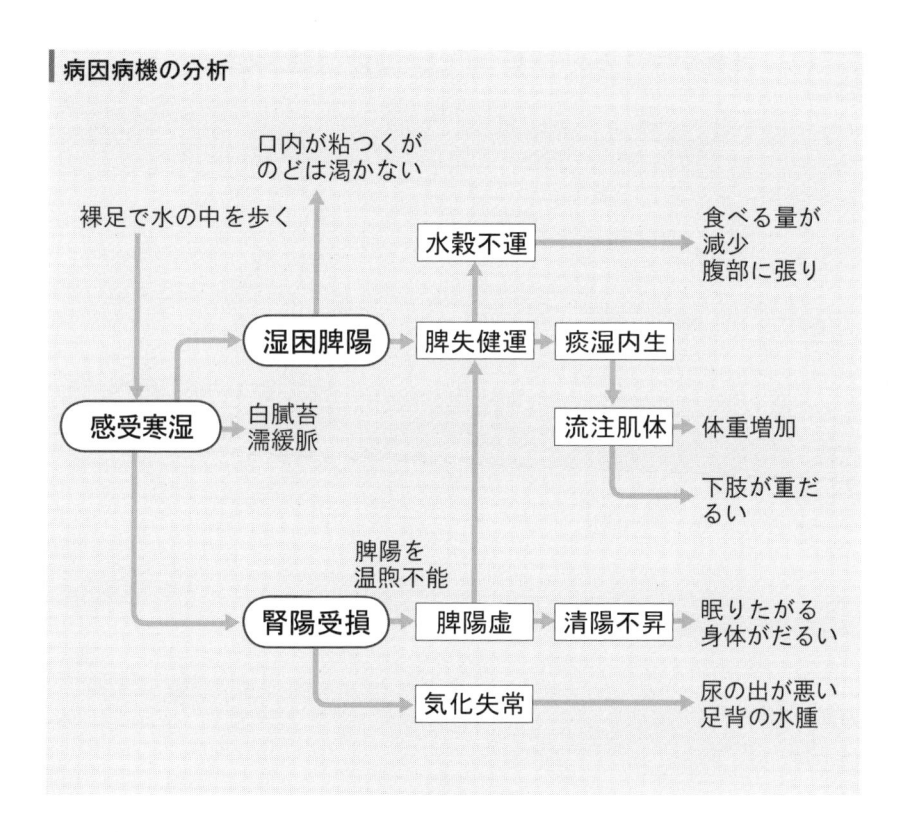

病因病機の分析

```
裸足で水の中を歩く → 感受寒湿 → 湿困脾陽 → 脾失健運 → 痰湿内生 → 流注肌体 → 体重増加
                                                                    → 下肢が重だるい
                     白膩苔
                     濡緩脈
                              水穀不運 → 食べる量が減少
                                        腹部に張り
                              口内が粘つくがのどは渇かない

            腎陽受損 → 脾陽虚 → 清陽不昇 → 眠りたがる
                                         身体がだるい
                     （脾陽を温煦不能）
                     気化失常 → 尿の出が悪い
                               足背の水腫
```

| 図の説明 | ◇裸足で水の中を歩き寒湿の邪を感受してしまったことで，寒湿の邪の影響で白膩苔・濡緩脈となる。
◇湿邪が脾陽を損傷する（湿困脾陽*）と，脾の運化作用が失調し，口内が粘つくがのどは渇かない（飲みたくない）等の症状が現れる。 |

◇脾の運化機能が失調し（脾失健運*），湿邪が中焦に阻滞し水穀不運*となると，食べる量が減少し，腹部が張る。

◇脾失健運から水湿が内停し痰湿が内生する（痰湿内生*）と，皮膚・身体に邪が流れ込み（流注肌体*），体重が増加し，下肢が重だるくなる。

◇寒湿の邪が腎陽を損傷し（腎陽受損），腎陽が脾陽を温煦できなくなると脾陽虚*を起こす。すると脾の昇清機能が不振となり（清陽不昇*），清陽が頭部を滋養できず，昼間も眠りたがり，身体がだるくなる。

◇腎陽虚のため気化作用が失調し（気化失常*），尿の出が悪くなり，水を制御することができなくなると，足背に水腫が起こる。

症例42
遺精(いせい)
患者：45歳・男性

症状

現症：毎日，遺精が起こるようになって1週間となる。妻と離れ，地方に別居しており，1週間前に3日間家に帰った折，数回の房事に及び，その後からこの症状が起こった。イライラする・睡眠時に夢を多くみる・夢をみていて遺精する・下肢がだるく力がないなどの症状がある。
脈診：数脈
舌診：紅舌・少苔

治療

弁証：君相火動・心腎不交
治則：清心安神・滋陰清熱
取穴：腎兪────補腎滋陰
　　　　中極────益腎水
　　　　三陰交───補三陰・瀉虚火
　　　　帰来────補気固摂
　　　　四神聡┐
　　　　神門─┴─清心安神

治療方法：刺針には平補平瀉法を用いる。中極・帰来には刺針時の針のひびきを陰部に向けて伝えさせる。三陰交に刺針時，足部に向けて針をひびかせる。置針は20分間。
治療経過：1回目の針治療後，すぐに遺精は起こらなくなった。治療効果を安定させるためにさらに2回針治療を行い治癒した。

病因病機の分析

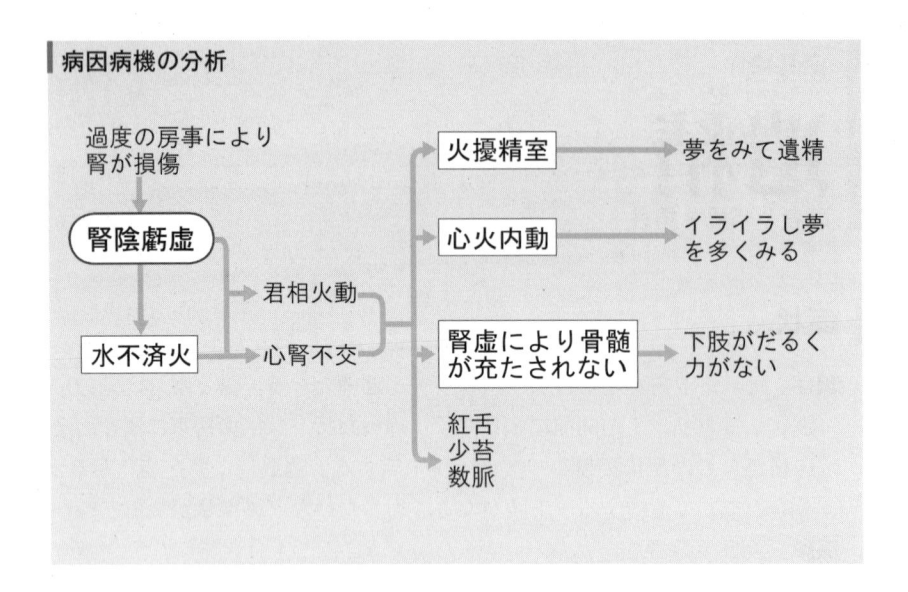

```
過度の房事により
腎が損傷
    ↓
[腎陰虧虚] → 君相火動      [火擾精室] → 夢をみて遺精
    ↓     ↘
[水不済火]   心腎不交       心火内動  → イライラし夢
                                      を多くみる

                           [腎虚により骨髄  → 下肢がだるく
                            が充たされない]   力がない

                           紅舌
                           少苔
                           数脈
```

図の説明

◇過度の房事により腎が損傷し腎陰虧虚*となる。腎水が不足すると水不済火*となり，君火が亢進し，相火が妄動する（君相火動*）。腎陰が下で不足して心を滋養できなくなると心腎既済の関係が失調して心腎不交*となる。そのため紅舌・少苔・数脈となる。

◇陰虚火旺*から虚火が上擾し心に影響を及ぼすと（火擾精室*），夢をみて，さらに虚火が精室（命門）にも影響し，遺精する。

◇さらに心火が内動する（心火内動*）と，イライラ・夢を多くみるなどの症状が起こる。

◇腎虚により骨髄が充たされないと下肢がだるく力がなくなる。

症例43

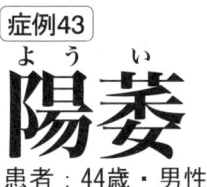

陽萎(ようい)
患者：44歳・男性

症状

現症：最近の2年間は，仕事が非常に忙しく疲労している。常に陰茎の勃起無力〔不全〕が起こり，西洋薬・中薬を服用したが，効果が明らかでなかったため服用を中断した。最近の半年は，房事不能となり，朝の起床時の勃起もなくなった。気分が塞ぎ，腰や膝がだるく力がない。夜間の頻尿が多く起こり，下半身に寝汗をかく。食欲・便通はともに正常。
脈診：沈細脈
舌診：暗紅舌

治療

弁証：腎陰虧虚
治則：補腎滋陰
取穴：腎兪─┐
　　　太谿─┴─補腎滋陰

　　　関元─┐
　　　次髎─┴─補摂下焦元気

　　　三陰交──補益三陰・清泄虚火
　　　帰来───補益後天生化之源・化生気血
　　　陽陵泉──清利湿熱

治療方法：毫針を用いて刺針を行う。上記の陽陵泉以外の経穴には補法を用い刺針，陽陵泉には瀉法を用いて刺針する。

治療経過：2回目の針治療を受診時に，夜間の頻尿が減少し，下半身の盗汗〔寝汗〕が改善されたと訴える。4回目の針治療を受診時に主訴およ

びすべての諸症状は明らかに改善され，朝の起床時の勃起も正常に戻った。合計8回の治療で治癒した。

　1年半後，再び受診に訪れた。最近1カ月間，再び陰茎の勃起無力〔不全〕が起こり，随伴症状は腰や膝がだるく力がない。前回と同じ治療法で治療し，合計4回の治療で治癒した。

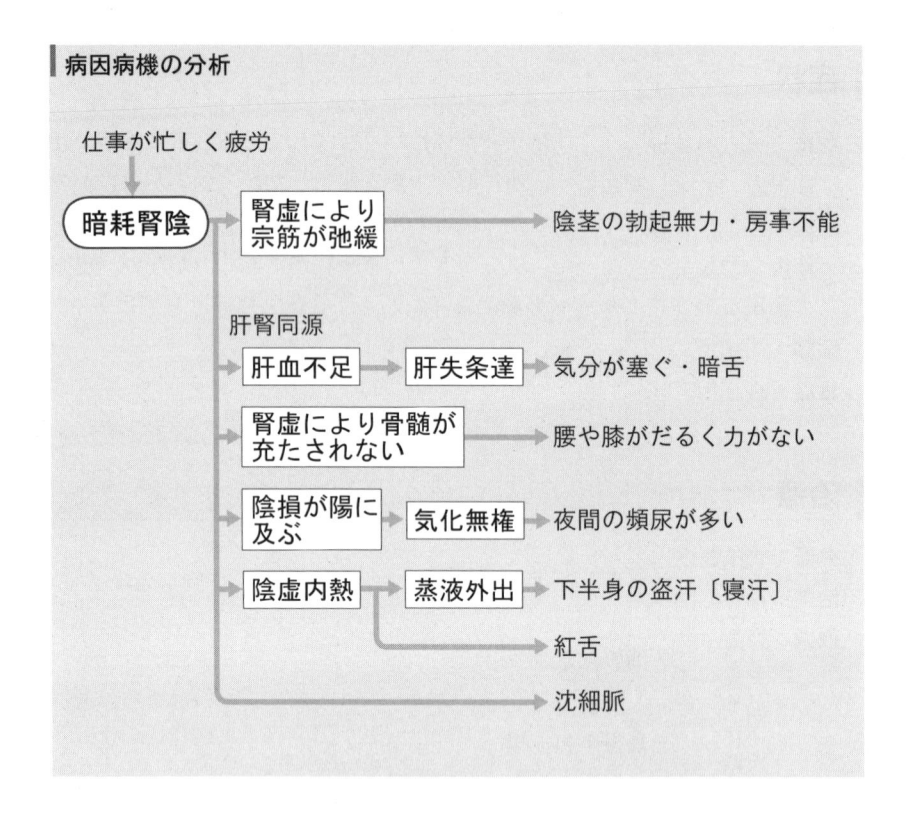

病因病機の分析

仕事が忙しく疲労
↓
暗耗腎陰
→ 腎虚により宗筋が弛緩 → 陰茎の勃起無力・房事不能

肝腎同源
→ 肝血不足 → 肝失条達 → 気分が塞ぐ・暗舌
→ 腎虚により骨髄が充たされない → 腰や膝がだるく力がない
→ 陰損が陽に及ぶ → 気化無権 → 夜間の頻尿が多い
→ 陰虚内熱 → 蒸液外出 → 下半身の盗汗〔寝汗〕
→ 紅舌
→ 沈細脈

| 図の説明 | ◇仕事が非常に忙しく疲労が重なったことで，腎陰が気づかないあいだに次第に消耗し（暗耗腎陰*），腎虚となり，沈細脈となる。
◇腎虚から宗筋（陰茎）が弛み，陰茎の勃起無力（不全），房事（性交）不能となる。
◇肝腎同源であることから，肝陰虚と腎陰虚は同時に起こりやすい。肝血が不足し，肝の疏泄機能に影響すると肝が条達できなくなり（肝失 |

条達*），気分が塞ぎ，暗舌となる。
◇腎虚から骨髄が充たされないと腰や膝がだるく力がなくなる。
◇腎陰の損傷が腎陽に及び腎陽虚*になると気化無権*となり，そのため気化作用が失調し水を制御することができなくなり，夜間の頻尿が起こる。
◇腎陰が虚すと腎陽が相対的に亢進するため，虚熱が生じ（陰虚内熱*），虚熱から紅舌を示し，さらに内熱が津液を薫蒸し外出すると（蒸液外出*）下半身の寝汗（盗汗）を起こす。

症例44
睾丸痛
患者：25歳・男性

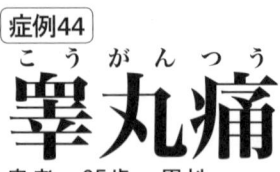

症状

現症：睾丸が引っ張られるような疼痛が1年余り続き，症状が起こったり起こらなかったりする。患者は1年前，冬の初めにサッカーをした後，冷水でシャワーを浴びたことが原因でこの症状が起こった。下肢が冷たい・足が冷える・睾丸の疼痛が激しいなどの症状があるとき，下腹部および大腿内側が強く引っ張られるように感じる。寒さを受けると症状はさらに重くなる。
脈診：沈弦緊脈
舌診：淡白舌・白苔

治療

弁証：寒凝陰器・経気阻滞
治則：温散寒邪・通経止痛
取穴：大敦
　　　曲泉
　　　内陵（阿是穴）　──温散寒邪・通経止痛
　　　三陰交
　　　太谿

治療方法：大敦に艾柱〔艾に圧を加えて円錐形にしたもの〕で直接灸を毎回5壮すえる。その他の経穴には刺針し，その上に灸を加える〔灸頭針〕，毎回2壮〔切り艾〕すえる。置針は50分間行う。

治療経過：1回目の受診時には，上記の経穴以外に，気衝・次髎・命門にも刺針した。再診時，患者は1回目の針治療後に腰部・腹部に違和感が

生じたと訴える。原因を分析すると寒邪は経絡にあり，未だ臓腑には侵入していない，そのため，それ以後は下肢の足三陰経の経穴を用いて治療した。症状は次第に改善され，15回目の針治療で，刺針時に患者は大腿部内側から睾丸に伝わるように熱さを感じた。さらに，下腹部・足底部にも非常に気持ちのよい熱さを感じた。このときから症状は治癒した。1年後に患者を訪問したが，再発していなかった。

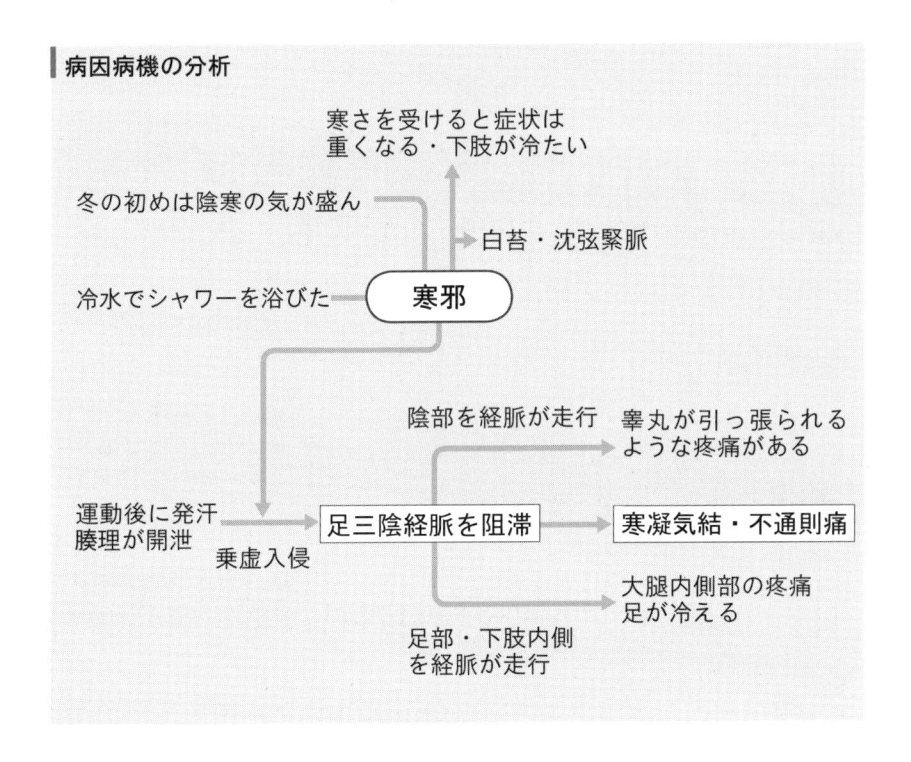

病因病機の分析

- 冬の初めは陰寒の気が盛ん
- 冷水でシャワーを浴びた
- 運動後に発汗腠理が開泄

→ 寒邪

- 寒さを受けると症状は重くなる・下肢が冷たい
- 白苔・沈弦緊脈

乗虚入侵 → 足三陰経脈を阻滞 → 寒凝気結・不通則痛

- 陰部を経脈が走行 → 睾丸が引っ張られるような疼痛がある
- 足部・下肢内側を経脈が走行 → 大腿内側部の疼痛・足が冷える

| 図の説明 | ◇冬の初め，陰寒の気が盛んな頃に運動し，発汗して腠理が開き，肌表が虚していることに乗じて寒邪*が侵入し経脈に入り，足三陰経の脈絡を阻滞させた。陰部に三陰の経脈が走行していることから，睾丸に引っ張られるような疼痛が起こる。
◇また，足部・下肢内側も三陰の経脈が走行していることから，大腿内側部の疼痛・足が冷える等の症状が起こる。 |

◇さらに寒邪が侵入し気機を凝滞させると気滞を起こし（寒凝気結*），不通となる。不通は痛みを生む（不通則痛*）。

◇寒邪の侵入を受けているので，白苔・沈弦緊脈となる。また，寒さを受けるとさらに下肢が冷たくなり，症状は重くなる。

症例45
二便自遺 （腰椎圧迫骨折・馬尾神経症候群）

患者：61歳・男性

症状

現症：特にこの数日間，咳をすると尿失禁・便失禁が起こる。14年前，腰部に外傷を負ったのが原因で，尿失禁・便失禁・腰痛・下肢の痺れ・感覚障害が起こった。いろいろな治療を試みたが効果はなく入院した。治療後，くしゃみをしたり少し動いたりすると，尿失禁・便失禁が起こる後遺症が残った。随伴症状は，腰や膝が冷える・下肢が冷え寒がる・水様便で残糞感がある・尿は透明で回数が多く余滴が出る・目眩・目がクラクラする・耳鳴り・聴力低下・食欲不振・食事がおいしくない・力が出ない。

脈診：沈弱脈

舌診：淡舌・白滑苔

治療

弁証：脾腎陽虚・固摂無権

治則：温腎健脾

取穴：腎兪 ─┐
　　　脾兪 ─┴─ 温腎健脾
　　　関元 ─── 温腎固本
　　　章門 ─── 健脾益気

治療方法：棒灸で温和灸〔棒灸を経穴に近づけ，温める〕を毎日1回行い，毎回20分間行う。

治療経過：まず腕踝針療法〔腕部と踝部の相応する点の皮下へ刺針する療法〕を用いたが，効果がなかったため灸法に変更した。1回目の灸治療

で，水様便はすぐに改善され，特に残糞感は明らかに軽減した。尿失禁・便失禁・食欲不振などの症状は次第に改善され，合計30回の治療を経て，尿失禁・便失禁は正常となり，ほかの諸症状も消失した。さらに治療効果を安定させるために5回の灸治療を行った。その後4週間，経過観察したが，再発はなく退院した。

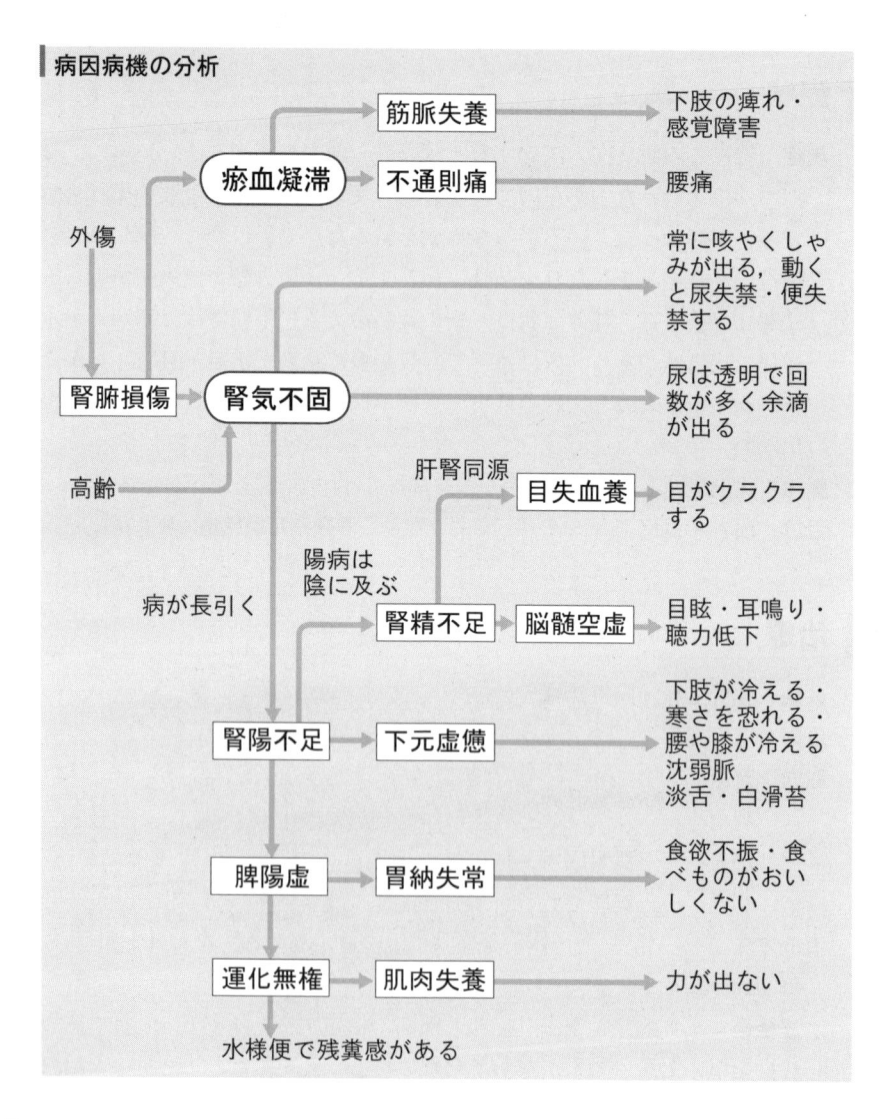

病因病機の分析

- 瘀血凝滞
  - 筋脈失養 → 下肢の痺れ・感覚障害
  - 不通則痛 → 腰痛
- 外傷 → 瘀血凝滞
- 腎腑損傷 ← 外傷／高齢
- 腎気不固
  - → 常に咳やくしゃみが出る，動くと尿失禁・便失禁する
  - → 尿は透明で回数が多く余滴が出る
- 肝腎同源 → 目失血養 → 目がクラクラする
- 陽病は陰に及ぶ → 腎精不足 → 脳髄空虚 → 目眩・耳鳴り・聴力低下
- 病が長引く → 腎陽不足 → 下元虚憊 → 下肢が冷える・寒さを恐れる・腰や膝が冷える　沈弱脈　淡舌・白滑苔
- 脾陽虚 → 胃納失常 → 食欲不振・食べものがおいしくない
- 運化無権 → 肌肉失養 → 力が出ない
- 水様便で残糞感がある

| 図の説明 | ◇腰部に外傷を負い腎腑を損傷する。さらに経絡が受損したことにより瘀血が生じ、さらに絡脈に凝滞することで（瘀血凝滞*），筋脈が失養し（筋脈失養*），下肢の痺れ・感覚障害を起こす。
◇また，瘀血凝滞から気血が不通となる。不通は痛みを生む（不通則痛*）ことから腰痛が起こる。
◇腎腑が損傷したことと，高齢による腎気の衰退から腎気不固*となり，膀胱の開闔作用が統轄されず，膀胱が排尿を制約できなくなると，咳やくしゃみが出たり，動いたりすると常に尿失禁・便失禁する。また尿は透明で回数が多く，余滴が出る。
◇病気になって長いことから，さらに腎気を損傷し腎陽に影響し，腎陽不足*となる。腎陽不足からさらに下元虚憊*となると，下肢が冷える・寒がる・腰や膝が冷えるなどが起こり，沈弱脈・淡舌・白滑苔となる。
◇陽病は陰に及ぶことから，腎陽不足から腎精不足*となり，精血・脳髄はともに不足して脳髄空虚*となるので，目眩・耳鳴り・聴力低下が起こる。
◇また肝腎同源の考えから，腎精不足が肝陰の損傷に及ぶと，肝は目に開竅していることから目が栄養されず（目失血養*），目がクラクラする。
◇腎陽不足から気血の運行が弱くなり，脾陽不足が脾陽に波及すると脾陽虚*となり，胃の受納作用が失調し（胃納失常*），食べものがおいしく感じなく，食欲不振を起こす。
◇脾陽虚から運化機能が失調すると運化無権*となり，水様便で残糞感等の症状が起こる。さらに，肌肉の栄養状態が失調し（肌肉失養*），力が出ない。 |
| --- | --- |

第1章　内科

症例46

漏肩風 〔肩関節周囲炎・五十肩〕
(ろうけんふう)

患者：60歳・女性

症状

現症：両側肩部・上腕部の疼痛が4年余り続いている。4年前の冬に，両側肩部・上腕部に疼痛が起こり，重だるく，こわばり，挙上困難となった。温めると痛みは軽減する。寒い日・雨天・曇りの日などは痛みが悪化する。肩関節を動かすと激痛が起こる。

脈診：沈弦脈

舌診：淡舌・薄白苔

治療

弁証：経絡受損・気血阻滞

治則：通経活絡・理気止痛

取穴：陰陵泉――上病下取・通経活絡
　　　太衝――通経活絡・理気止痛

治療方法：毫針で刺針を行う。

治療経過：1回目の針治療後，一部の疼痛は緩解し，肩関節の可動域は増大した。再度1回の針治療で疼痛は消失し，肩関節の可動域はさらに増したが，重だるさは軽減しなかった。さらに2回の針治療で諸症状はすべて消失した。肩関節の可動域は正常になった。

病因病機の分析

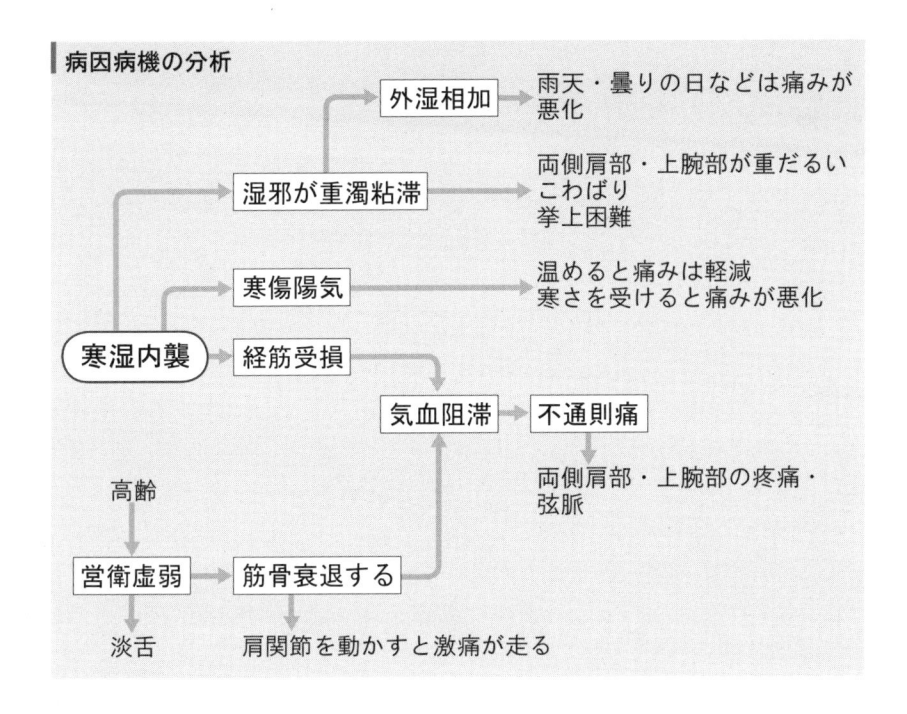

```
                    ┌─→ 外湿相加 ─→ 雨天・曇りの日などは痛みが
                    │                  悪化
                    │
                    ├─→ 湿邪が重濁粘滞 ─→ 両側肩部・上腕部が重だるい
                    │                      こわばり
                    │                      挙上困難
                    │
                    ├─→ 寒傷陽気 ─→ 温めると痛みは軽減
   寒湿内襲 ─────────┤                寒さを受けると痛みが悪化
                    │
                    └─→ 経筋受損 ─→ 気血阻滞 ─→ 不通則痛
                                        ↑           │
                                        │           └─→ 両側肩部・上腕部の疼痛・
                                        │                弦脈
   高齢                                  │
    │                                   │
    ↓                                   │
   営衛虚弱 ─→ 筋骨衰退する ─────────────┘
    │              │
    ↓              ↓
   淡舌          肩関節を動かすと激痛が走る
```

図の説明	◇寒邪と湿邪が互いに合わさり経絡や臓腑に侵襲して（寒湿内襲*），湿邪が阻滞して全身の気のめぐりが悪くなると，両側肩部・上腕部が重だるくなる。また湿邪のもつ性質は，重くねっとりとして停滞することから湿邪が肩関節に停滞すると，こわばり・挙上困難が起こる。 ◇雨天・曇りの日などに痛みが悪化するのは，内湿に外湿が結合する（外湿相加*）ことにより起こる。 ◇寒邪により陽気を損傷している（寒傷陽気*）ことから，温めると痛みは軽減し，寒さを受けると痛みが悪化する。 ◇寒湿の邪が内襲し経筋が損傷を受ける（経筋受損*）と，気血の流れも阻害され（気血阻滞*），不通となり，不通は痛みを生む（不通則痛*）ことから，両側肩部・上腕部の疼痛が起こり，痛みの脈象である弦脈となる。 ◇高齢から営血・衛陽が虚弱（営衛虚弱*）となる。営血が虚弱なため全身の栄養が不足すると，衛陽も虚弱になり全身へ気がめぐらず関節の筋腱骨が衰退することから，肩を動かすと激痛が走る。

第1章　内科

第2章 外科

症例47
纏腰火丹 〔帯状疱疹・ヘルペス〕
てんようかたん
患者：66歳・女性

症状

現症：腰脇部に水泡が生じ1日経つ。脳卒中で入院治療を受けている。前日，魚類やエビなどを過食し，翌日，腰脇部に水泡が帯状に密集して生じた。やけどのように熱く刺すように痛む。水泡の色は赤色，もしくは無色透明である。

脈診：弦脈

舌診：紅舌・黄苔

治療

弁証：肝胆湿熱

治則：清熱利湿・祛瘀通絡

取穴：阿是穴

治療方法：水泡が密集している部分へ三稜針を用いて点刺し出血させた後，閃火法で吸角を施す。水泡の帯状の分布にそって吸角を排列し，各罐から5〜10ml出血させる。

治療経過：合計2回の治療。吸角は12カ所に施す。水泡が消失し，熱く刺すような痛みなど，すべての諸症状は治癒した。

病因病機の分析

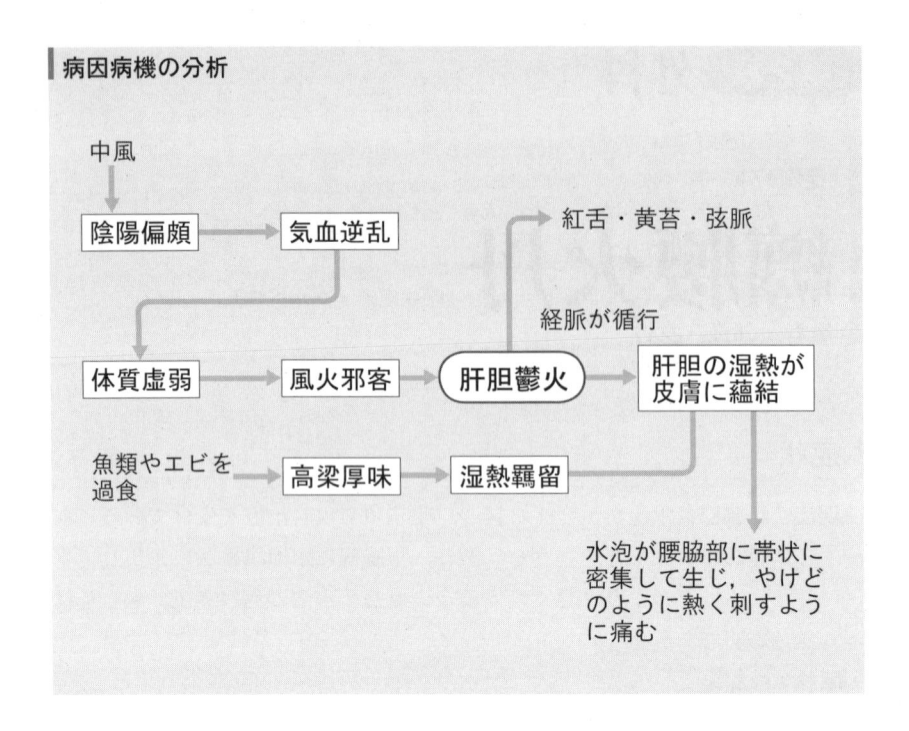

```
中風
 │
 ▼
[陰陽偏頗] ──→ [気血逆乱]              [紅舌・黄苔・弦脈]
 │                │                        ▲
 ▼                ▼                  経脈が循行
[体質虚弱] ──→ [風火邪客] ──→ (肝胆鬱火) ──→ [肝胆の湿熱が
                                              皮膚に蘊結]
魚類やエビを                                     │
過食      ──→ [高粱厚味] ──→ [湿熱羈留]          │
                                 │              ▼
                                 └──────→ 水泡が腰脇部に帯状に
                                         密集して生じ，やけど
                                         のように熱く刺すよう
                                         に痛む
```

図の説明

◇中風（脳卒中）を患うと陰と陽が平衡を失い，陰と陽が盛あるいは衰に極端に偏る（陰陽偏頗*）ようになる。すると気血が乱れ逆乱し，臓腑機能が正常でなくなり，体質が虚弱になる。

◇体質が虚弱なところへ風火の邪が侵入し（風火邪客*），肝胆の経脈で邪が鬱し化火する（肝胆鬱火*）と，熱象である紅舌・黄苔・弦脈を示す。

◇魚類やエビなどの厚味の過食により湿熱が生まれ停滞（湿熱羈留*）し，肝胆の湿熱と合わさり皮膚に蘊結すると，腰脇部に水泡が帯状に密集して生じ，やけどのように熱く刺すような痛みが起こる。

症例48

丹毒 〔連鎖球菌による感染症〕

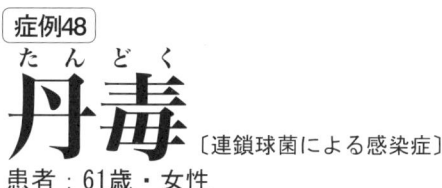

患者：61歳・女性

症状

現症：左側下腿に赤い腫れが生じ4カ月となる。最近の2週間，悪化している。4カ月前，水虫に感染したことが原因で，左下腿内側の皮膚に発赤・腫脹・熱感・疼痛が起こった。ただちに西洋医学の病院で診察を受け，丹毒と診断され，治療を経て症状は好転した。2週間前，再び水虫に感染したことが原因で，前回と同じ症状が再発し，左側下腿に赤い腫れがすぐに蔓延し，疼痛は激しく，随伴症状として高熱（39.5℃）が出た。前回と同じ西洋医学の病院を受診。抗生剤の注射などの治療を4日間続けたが，効果はなかった。

中医学の病院へ転院し中薬を内服し，さらに中薬の外用薬も併用し治療したが，明らかな効果は認められなかった。

既往歴は，25年に及ぶ高血圧症（160～180/80～100mmHg）・5年に及ぶ冠状動脈性心臓病・5年に及ぶ糖尿病であるが，症状は治療によってコントロールされている。

当針灸科を受診時もなお39℃の発熱があり，頭痛・胸苦しく息がつまる・イライラ・不眠・食欲不振・尿の出が悪いなどの症状がある。患部を調べると，左側下腿の膝関節下から10cmほどまで，大きな赤い腫れがあり，健側の下腿と比べると倍ぐらいに太くなっている。皮下に水が溜まり大きく腫れており，皮膚は薄く光沢があり，重度の浮腫（押さえるとへこむ）があり，下腿の後側には小さな水疱がある。顔色は紅色。

脈診：弦滑数脈
舌診：紅絳舌・黄膩苔

治療

弁証：火熱内灼・湿毒壅盛
治則：清熱解毒利湿
取穴：風池 ── 疏散頭部邪熱

　　　　大椎 ┐
　　　　曲池 ┴ 清熱解毒

　　　　委中 ── 清熱解毒・通絡止痛

　　　　陰陵泉 ┐
　　　　足三里 ┴ 健脾化湿

　　　　内関 ┐
　　　　太衝 ┴ 寛胸理気

　　　　中極 ┐
　　　　復溜 ┴ 利水消腫

治療方法：大椎・委中には刺絡法を用い，その上へ吸角を施す。患側の下腿の局部に三稜針を用いて散針し出血させ，その上へ吸角を施す。その他の経穴には，瀉法を用いて刺針，置針はしない。

治療経過：1回目の針治療後，三稜針を用いて散針を施した患者の針孔から黄色の液体が溢れ出てきた。翌日体温が37.5℃にまで下がり，頭痛および患側下腿の腫脹が明らかに軽減した。その他の症状は変化なし。さらに前回と同じ治療を行い，3回目の診察時には，発熱・頭痛・胸苦しく息がつまるなどの症状が消失した。尿の出の悪さ，および下腿の腫脹・疼痛も明らかに好転した。浮腫は明らかに退き，皮膚の色も異常な光沢が消え，自然な色に戻った。合計18回の治療で治癒し，1年後に患者を訪問したが，再発していなかった。

病因病機の分析

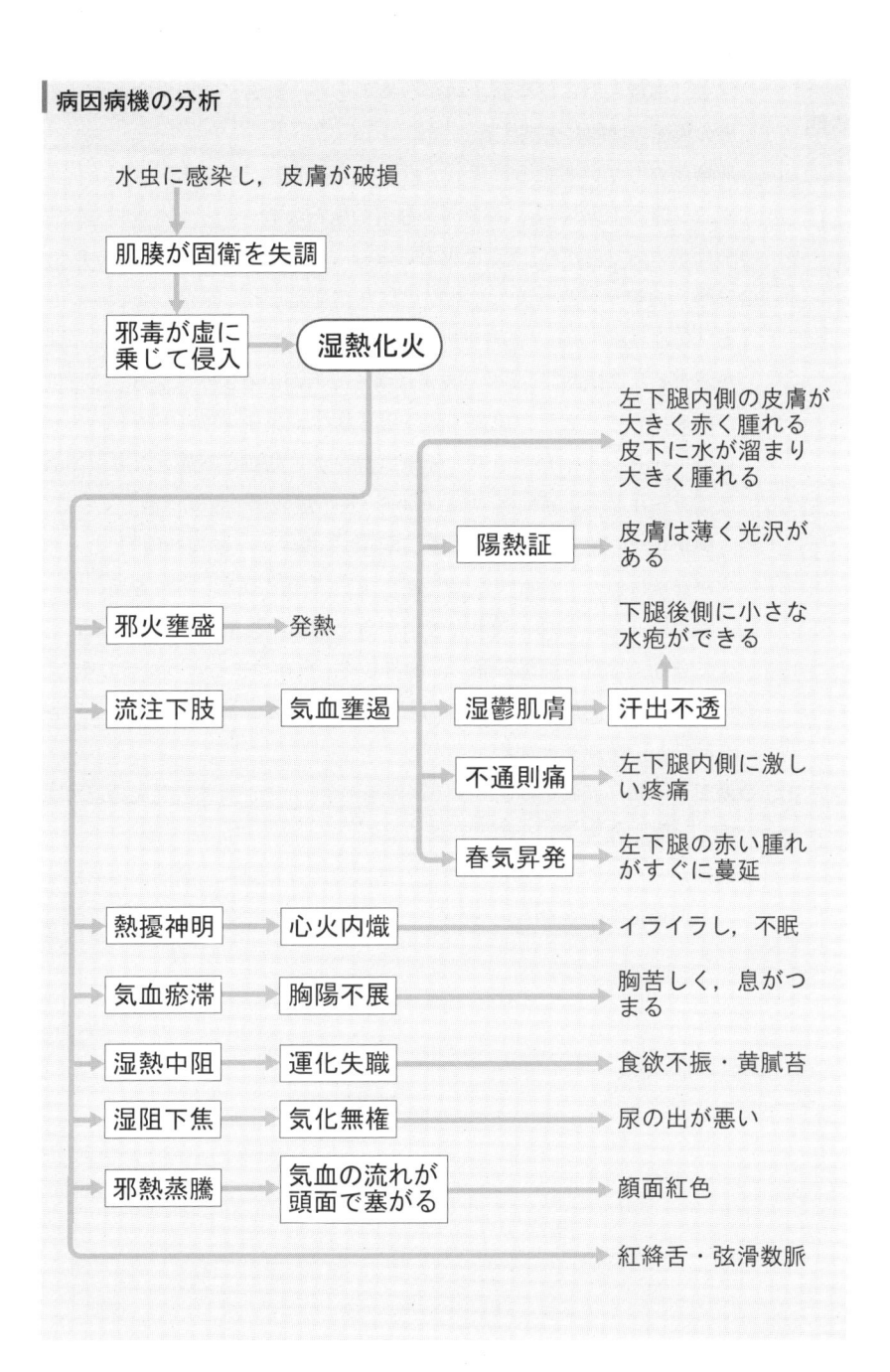

```
水虫に感染し，皮膚が破損
        ↓
   肌腠が固衛を失調
        ↓
   邪毒が虚に ────→ 湿熱化火
   乗じて侵入
```

- 陽熱証 ─ 左下腿内側の皮膚が大きく赤く腫れる / 皮下に水が溜まり大きく腫れる
- 陽熱証 ─ 皮膚は薄く光沢がある
- → 邪火壅盛 → 発熱
- → 流注下肢 → 気血壅遏 → 湿鬱肌膚 → 汗出不透 → 下腿後側に小さな水疱ができる
- 不通則痛 ─ 左下腿内側に激しい疼痛
- 春気昇発 ─ 左下腿の赤い腫れがすぐに蔓延
- → 熱擾神明 → 心火内熾 ─ イライラし，不眠
- → 気血瘀滞 → 胸陽不展 ─ 胸苦しく，息がつまる
- → 湿熱中阻 → 運化失職 ─ 食欲不振・黄膩苔
- → 湿阻下焦 → 気化無権 ─ 尿の出が悪い
- → 邪熱蒸騰 → 気血の流れが頭面で塞がる ─ 顔面紅色
- 紅絳舌・弦滑数脈

図の説明

◇水虫（白癬菌）に感染し皮膚が破損すると，衛気が体表を守れず，肌膚の腠理の機能が失調する。

◇邪毒が虚していることに乗じて侵入すると湿熱が生じる。さらに化火する（湿熱化火*）と，紅絳舌・弦滑数脈となる。

◇邪火が体内で塞がれ，さらに火邪が盛んになる（邪火壅盛*）と発熱する。

◇湿熱・火邪が下肢へ流入し気血の流れが抑えられ，塞がった状態になる（気血壅遏*）と，①左下腿内側の皮膚が大きく赤く腫れ，皮下に水が溜まる。②陽熱証*となり皮膚は薄く光沢が出るようになる。③湿邪が肌膚で鬱すると汗が肌膚の外へ出られなくなり（汗出不透*），下腿後側に小さな水疱ができる。④気血壅遏から気血が不通となり，不通は痛みを生む（不通則痛*）ことから，左下腿内側の疼痛は激しくなる。

◇湿熱が化火し生じた熱邪が上擾し神明に影響する（熱擾神明*）と，心火が非常に盛んになる（心火内熾*）と，イライラし，不眠を起こす。

◇湿熱が化火し，気血の流れが瘀滞すると胸部の陽気が伸び広がることができなくなり（胸陽不展*），胸苦しく，息がつまるように感じる。

◇湿熱が中焦に阻滞する（湿熱中阻*）と，胃気が不降となり，食欲不振を起こし，黄膩苔となる。

◇湿熱が下焦に流れ込み阻滞する（湿阻下焦*）と，腎気の気化機能が失調し（気化無権*），尿の出が悪くなる。

◇邪熱が一挙に蒸じ（邪熱蒸騰*），気血の流れが頭部・顔面部で塞がると，顔面は紅色となる。

症例49
風疹（蕁麻疹）
患者：11歳・女性

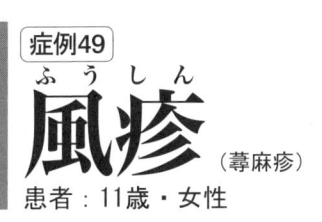

治療

現症：全身に片状の紅斑が生じ，反復的に発作が再発する状態が3年半続いている。3年半前にエビを食べたことと，季節がちょうど春で，屋外で遊び汗をかいたところへ風を受けたことが原因で，当日の夜，背部の広範囲にわたって大きな片状の紅斑が生じた。治療を経て丘状の紅斑が消失した後も毎年続けて再発する。背部にのみ起こっていた症状も全身に広がるようになった。顔面部が特にひどく，浮腫を伴い，随伴症状は腹痛・下痢がある。

望診：顔色萎黄

脈診：濡脈

舌診：淡舌・白苔

治療

弁証：営衛不和

治則：調和営衛

取穴：大椎────疏風解表
　　　大腸兪┐
　　　足三里├健脾益気・調理腸胃
　　　天枢─┘
　　　委中────和血
　　　曲池────祛風解表・調和営衛

治療方法：熱補法を用い刺針する。大椎・大腸兪・委中と，足三里・天枢・曲池をそれぞれ1組とし，交互に1組ずつに隔日で刺針する。10回の針

治療を1クールとする。

治療経過：針治療を始めてから一切の薬の服用を止めた。第1クールの治療を終えると，片状の紅斑はすでに消失していた。第2クールは，治療効果を安定させるために治療を行い，8回の治療で終了した。5カ月後再診し検査したが，再発していなかった。

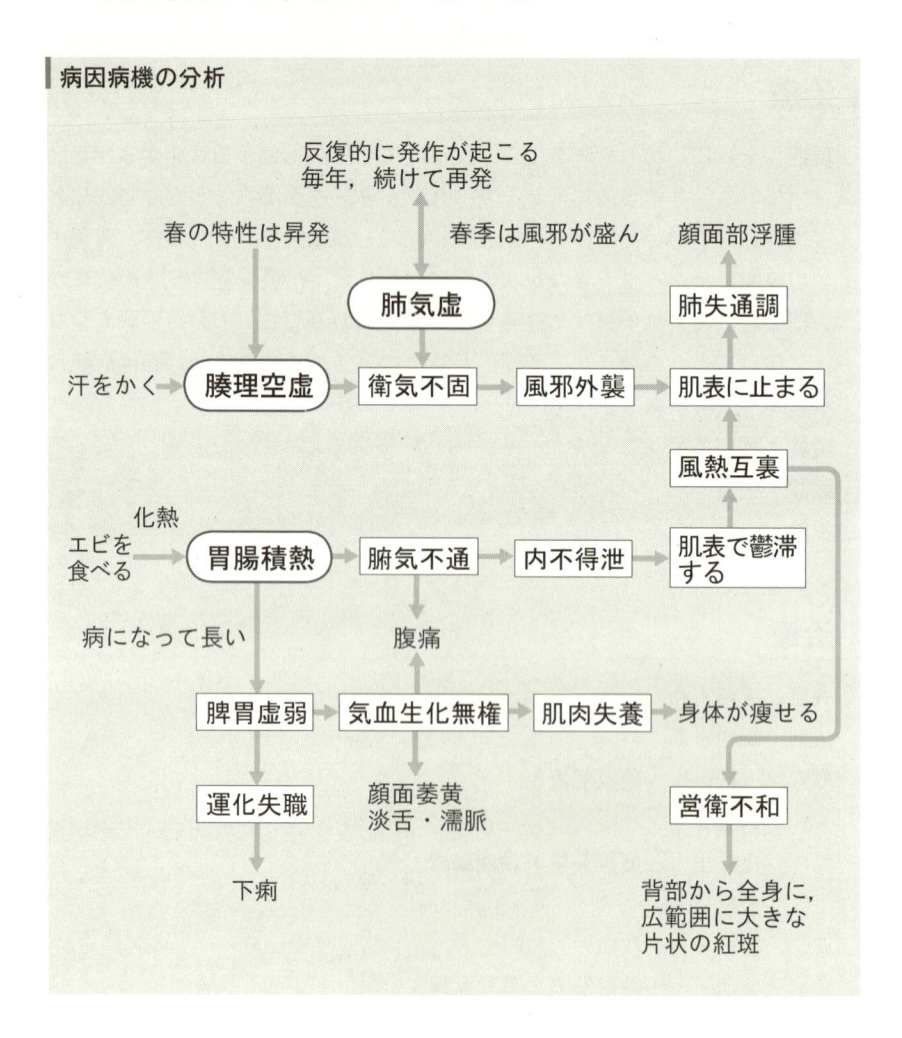

病因病機の分析

```
                    反復的に発作が起こる
                    毎年，続けて再発
                         ↓
      春の特性は昇発    春季は風邪が盛ん        顔面部浮腫
           ↓              ↓                      ↓
          ┌──────┐      ┌──────┐              ┌──────┐
          │肺気虚│      │      │              │肺失通調│
          └──────┘      └──────┘              └──────┘
                                                  ↑
汗をかく→┌──────┐ → 衛気不固 → 風邪外襲 → 肌表に止まる
         │腠理空虚│
         └──────┘
                                              風熱互裏
                                                  ↑
        化熱                                  ┌──────┐
エビを →┌──────┐→ 腑気不通 → 内不得泄 →    │肌表で鬱滞│
食べる  │胃腸積熱│                          │する    │
         └──────┘                          └──────┘
            ↓            腹痛
       病になって長い
            ↓
         ┌──────┐   ┌────────┐   ┌──────┐    身体が痩せる
         │脾胃虚弱│→ │気血生化無権│→│肌肉失養│→
         └──────┘   └────────┘   └──────┘          ↓
            ↓          顔面萎黄                  ┌──────┐
         ┌──────┐    淡舌・濡脈                │営衛不和│
         │運化失職│                              └──────┘
         └──────┘                                   ↓
            ↓                                背部から全身に，
           下痢                               広範囲に大きな
                                              片状の紅斑
```

| 図の説明 | ◇汗をかき腠理が開き，腠理が空虚となった（腠理空虚*）ことと，毎年，続けて反復的に発作が起こるために肺気虚*となっていたが，衛気が影響を受け衛気不固*となる。
◇風邪が盛んとなる春に，風邪の外襲にあい，肺の通調作用が失調する（肺失通調*）。そのため水液の輸送・排泄が悪くなり，顔面部に浮腫が起こる。
◇外襲した風邪が肌表に止まり熱邪と合わさり裏に入る。
◇エビの過食により湿が生まれさらに湿邪が化熱し，胃腸に入り熱が蓄積する（胃腸積熱*）と，胃腸の気機が阻滞し腑気不通*となり，腹痛を起こす。
◇熱が体内から体外へ発散できず（内不得泄*），熱が肌表に鬱滞し，そこへ風邪が合わさり，互いに裏に入り（風熱互裏*），営気と衛気が協調できず，営衛不和*となる。そのため背部から全身に広範囲に大きな片状の紅斑が起こる。
◇胃腸に熱が蓄積した状態が長いことから脾胃虚弱*になり，脾の運化作用が失調したために（運化失職*），下痢を起こす。
◇気血生化の源である脾胃が虚弱なことから気血生化無権*となり，顔面萎黄となる。また，肌肉が滋養されない（肌肉失養*）と身体が痩せる。 |
| --- | --- |

第3章 婦人科

症例50

崩漏（ほうろう）（機能性子宮出血）

患者：31歳・女性

症状

現症：崩漏〔機能性出血〕と閉経〔無月経〕が交互に現れる状態が10年余り続いている。最近の半年間は症状が悪化した。初潮から現在に至るまで毎回、月経が来ると月経期を過ぎても出血が止まらず、出血が止まれば、その後何カ月も無月経が続く。以前に何度もホルモン治療を受けたが治療効果はなかった。今回は無月経が半年間続いた後、突然大量の出血〔過多月経〕が起こり、出血が止まらない。月経痛はない。随伴症状として動悸・息切れがある。顔色は蒼白。

脈診：細弱
舌診：淡舌

治療

弁証：心脾両虚・脾不統血
治則：健脾益気・寧心安神
取穴：隠白 ── 健脾統血
　　　大白 ── 健脾益気
　　　三陰交 ── 補脾助運
　　　血海 ┐
　　　　　├── 調理経血
　　　中極 ┘

```
脾兪 ┐
           ├─健脾益気・養血安神
心兪 ┘
```

治療方法：毎日1回，各穴位に梅花針を用いて叩刺。症状が緩解後は，隔日に1回治療する。さらに症状が改善されるにつれ，治療間隔を2〜3日に1回と延長する。

治療経過：3回目の針治療後に不正出血は止まった。同時に諸症状も軽減した。2週間後再び月経に入ったが，6日間で月経が終わった。この後も数カ月治療を続け，毎回，月経は正常周期であり不正出血もなくなった。その他の症状もすべて消失した。

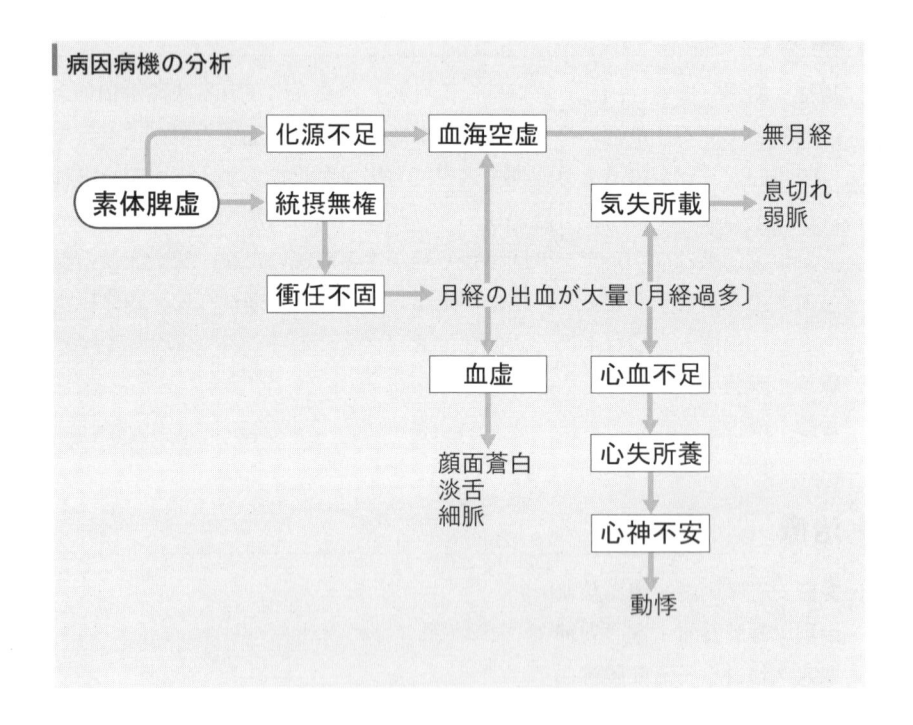

病因病機の分析

```
素体脾虚 ─┬→ 化源不足 → 血海空虚 ──────→ 無月経
          │                  ↑             息切れ
          │              気失所載          弱脈
          ├→ 統摂無権
          │
          └→ 衝任不固 → 月経の出血が大量〔月経過多〕
                          ↓           ↓
                         血虚       心血不足
                          │           ↓
                       顔面蒼白    心失所養
                        淡舌         ↓
                        細脈       心神不安
                                     ↓
                                    動悸
```

図の説明

◇平素から気血生化の源である脾胃が虚弱なことから，気血の生化が不足（化源不足*）し，血海が充足せず血海空虚*となり，無月経を起こす。

◇脾気虚*から脾の統血・固摂作用が失調する（統摂無権*）。衝脈・任脈はともに胞中から起こっており密接な関係にある。いずれも脾気虚の

影響を受けて衝任不固*となり, 月経を固摂できず, 月経の大量出血（月経過多）が起こる。

◇大量出血は血虚*を起こし, 顔面蒼白・淡舌・細脈となる。

◇また, 心が血の濡養を受けられなくなり心血不足*を起こし, 心の栄養状態が悪くなる（心失所養*）と心神不安*となり動悸が起こる。

◇血は気の母であるので血が虚になると, 気にも影響し, 気が血を載せることができず気失所載*となると, 息切れ・弱脈を起こす。

症例51

崩漏
ほうろう

患者：27歳・女性

症状

現症：月経期間が長くなり，なかなか月経が終わらない状態が4カ月続いている。今回は，月経出血がタラタラと続く症状が12〜13日間続いている。随伴症状は，毎回，月経前と月経期中に下腹部に脹痛〔月経痛〕がある・胸苦しい・乳房から脇にかけて張りが生じる・イライラして怒りっぽい・のどが締められ塞がったように感じるなどの症状がある。来診時，ちょうど月経期の3日目にあたり，胸苦しさ・乳房から脇にかけての張りがある。月経は滞り，月経色は暗い紫色。

脈診：弦細

舌診：暗紅舌・薄白苔

治療

弁証：肝気鬱結・血行不暢

治則：疏肝解鬱・行気活血

取穴：大敦──蔵血止崩漏〔足厥陰肝経の井穴〕

治療方法：小さな円錐形の艾を用いて直接灸を施し，艾が灼け熱くなったところで取り除く。左右とも5壮ずつ施灸する。

治療経過：1回目の灸治療後に胸苦しさは消失し，月経の滞りも改善された。3日間連続して灸治療を続け，諸症状も消失し，月経は9日間で終わった。その後，治療を始めて2回目の月経時にも同じように灸治療を施した。4カ月間，灸治療を続け，毎回の月経期間は7〜9日間の間を維持できている。随伴症状はすべて明らかに好転した。

病因病機の分析

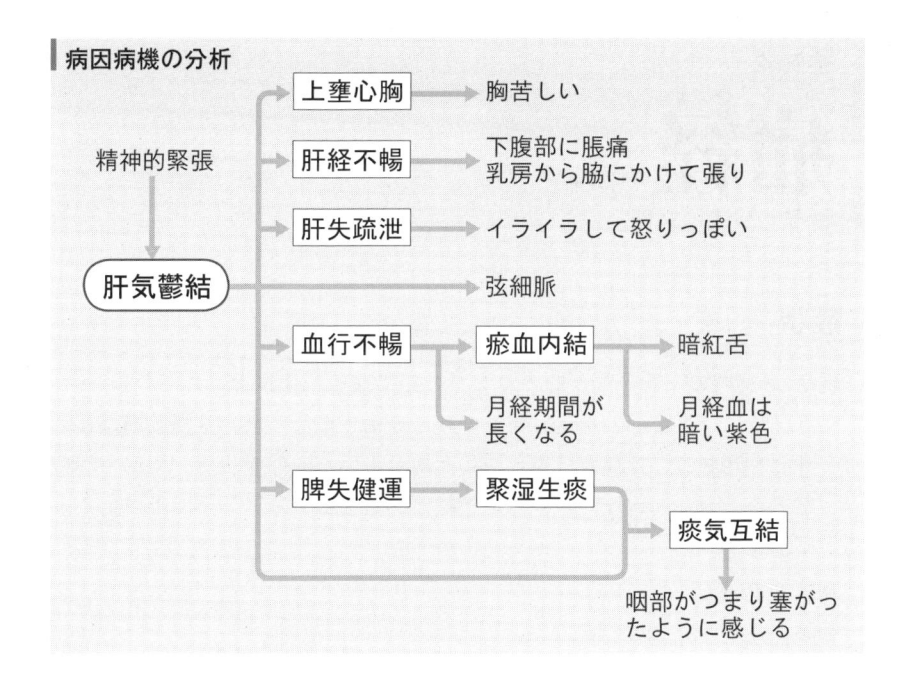

```
                    → 上壅心胸 → 胸苦しい

                    → 肝経不暢 → 下腹部に脹痛
                                乳房から脇にかけて張り
精神的緊張
    ↓               → 肝失疏泄 → イライラして怒りっぽい
 肝気鬱結
                    ──────────→ 弦細脈

                    → 血行不暢 → 瘀血内結 → 暗紅舌
                                    ↓
                                月経期間が    月経血は
                                長くなる     暗い紫色

                    → 脾失健運 → 聚湿生痰
                                        ↓
                                    痰気互結
                                        ↓
                                    咽部がつまり塞がっ
                                    たように感じる
```

図の説明	◇精神的刺激を受けたことが原因で肝の条達が悪くなり肝気鬱結*を起こし，弦細脈となる。 ◇気鬱が経絡にそって心胸に上行し塞がれる（上壅心胸*）と胸苦しくなる。 ◇肝経の経脈は下腹部および両胸部に流注しており，肝経に気滞・気鬱が起こると肝経不暢*となり，下腹部に脹痛，乳房から脇にかけて張りが起こる。 ◇肝の気滞・気鬱から肝が疏泄機能を失調した（肝失疏泄*）ために，イライラして怒りっぽくなる。 ◇気機の阻滞により血行不暢*となると，月経期間が長くなる。さらに，血行が凝滞すると瘀血を形成し，体内で結すると（瘀血内結）暗紅舌となり，月経血は暗い紫色となる。 ◇肝気鬱滞の状態がなかなか改善されないと，気機が失調し，肝気が横逆して脾を犯し，脾の運化機能が失調する。脾失健運*から湿が生まれ，さらに集まり痰を生成する（聚湿生痰*）。この痰が気と結合し，経にそって上行し咽喉部に結する（痰気互結*）と咽部がつまり塞がったように感じる。

第3章 婦人科 135

症例52
痛経 〔月経痛〕
患者：23歳・女性

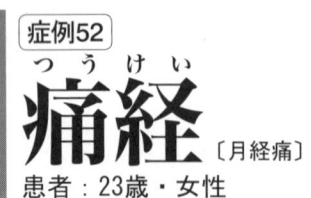

症状

現症：月経時の下腹部痛が起こり2～3年になる。仕事を始めてから毎回，月経時には下腹部の冷え・痛みが起こるようになった。月経周期は3カ月に2回ある。月経血は黒色で凝血塊が多い。随伴症状は，便秘・腰膝がだるく力が入らない。さらに教職に従事していることが原因でよく声がかれる。
脈診：細弱脈
舌診：紅痩舌

治療

弁証：肝鬱腎虚・血瘀胞宮
治則：疏肝益腎・活血調経
取穴：耳穴

　　　肝 ──┐
　　　子宮 ─┴─ 疏肝益腎・活血調経

　　　腎 ───── 滋補腎陰

　　　神門 ─┐
　　　腹 ──┴─ 活血止痛

　　　咽喉 ──── 利咽潤喉

　　　大腸 ──── 潤腸通便

治療方法：王不留行を耳穴の肝・子宮・腎・咽喉・大腸の部分に圧を加え押さえて貼る。毎回，月経の1週間前には，神門・腹にも加えて王不留行を貼る。

治療経過：1回目の耳穴治療後に，大便は正常になった。2回目の治療後，月経周期が早まり，いつもより早く来潮し，下腹部痛もなく，月経血も正常な色になった。3回目の治療後，腰膝がだるく力が入らない症状が改善された。翌月の月経時に，わずかに下腹部痛があった。合計10回の治療を経て治癒し，月経痛は再発していない。

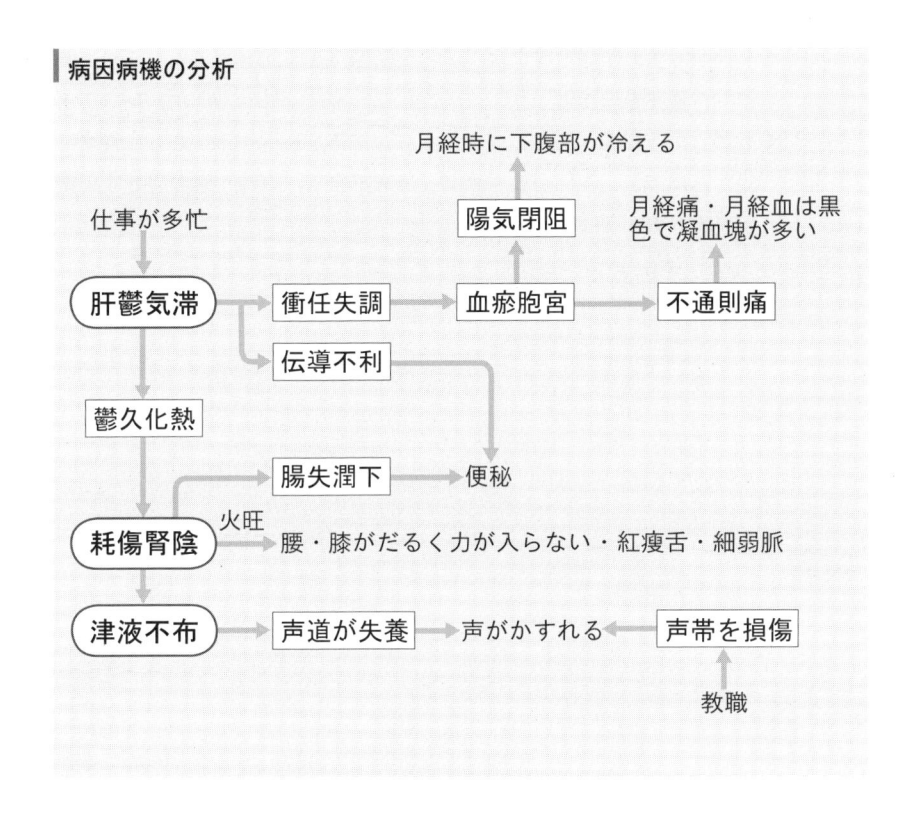

病因病機の分析

```
仕事が多忙                       月経時に下腹部が冷える
   ↓                                              月経痛・月経血は黒
                    ┌→ 衝任失調 → 陽気閉阻       色で凝血塊が多い
                    │         ↘                     ↑
肝鬱気滞 ─────────┤          血瘀胞宮 ────→ 不通則痛
   │                 └→ 伝導不利
   ↓
鬱久化熱             ┌→ 腸失潤下 → 便秘
   ↓     火旺
耗傷腎陰 ──────→ 腰・膝がだるく力が入らない・紅痩舌・細弱脈

津液不布 ──→ 声道が失養 → 声がかすれる ← 声帯を損傷
                                                        ↑
                                                      教職
```

図の説明	◇仕事が多忙で精神的にも緊張が続き，肝の条達が悪くなると肝鬱気滞*が起こる。肝経と衝脈・任脈は密接な関係にあるので，肝鬱気滞が起こると気滞が血に及び，衝任失調*し，胞宮に瘀血が生じ（血瘀胞宮*），胞宮内の気血が不通となる。不通は痛みを生むこと（不通則痛*）から，月経痛が起こり，月経血は黒色で凝血塊が多くなる。 ◇血瘀が胞宮に阻滞すると陽気の流れが閉阻（陽気閉阻*）され，月経時

に下腹部が冷える。
◇肝鬱気滞の状態がなかなか改善されないと化熱（鬱久化熱*）し，腎陰を傷つけ消耗し（耗傷腎陰*），細弱脈を示す。
◇腰は腎の府，膝は骨の属であり，腎は骨を主っているために，腎陰虚から腰・膝がだるく力がない症状が現れる。
◇陰虚火旺で紅痩舌となる。
◇気滞から腸の伝導不利*，さらに腎陰が腸を潤養できなくなり（腸失潤下*），便秘を起こす。
◇教師という職業から発声過多になり，声帯を損傷する。さらに腎陰不足から津液が上昇・分布されず（津液不布*），声道が滋養されず，声がかすれるようになる。

症例53
痛経 〔月経痛〕
患者：22歳・女性

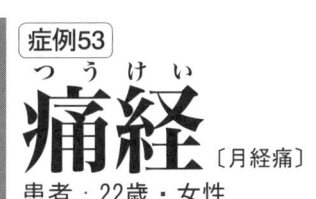

症状

現症：月経時の腹部痛が起こり5年となる。初潮時は正常であったが，5年前，月経時に雨にさらされた後，月経が突然停止。以後，月経の1日前と月経後の1〜2日間は腹部に激痛が起こり，下垂感がある。腰痛は腰が折れるように痛み，下肢は沈むようにだるい。毎回，月経時にはベッドに横になって休む必要がある。月経周期は正常である。月経血は黒紫色で凝血塊が出る。

治療

弁証：寒湿凝滞胞宮
治則：散寒利湿・温経止痛
取穴：関元 ─┐
　　　中極 ─┴─ 温経止痛・散寒利湿

　　　腎兪 ─┐
　　　三陰交 ┴─ 温腎壮陽・利腰止痛

治療方法：棒灸で温和灸〔棒灸を経穴に近づけ，温める〕を30分間施す。
治療経過：灸治療後，痛みは軽減し，翌日の朝，月経になった。諸症状も同じように軽減した。次の月経では，2日前に灸治療し，続けて3週間治療を行う。月経痛は完全に消失し月経血は正常になり，凝血塊はなくなった。1年後に患者を訪問したが，再発していなかった。

病因病機の分析

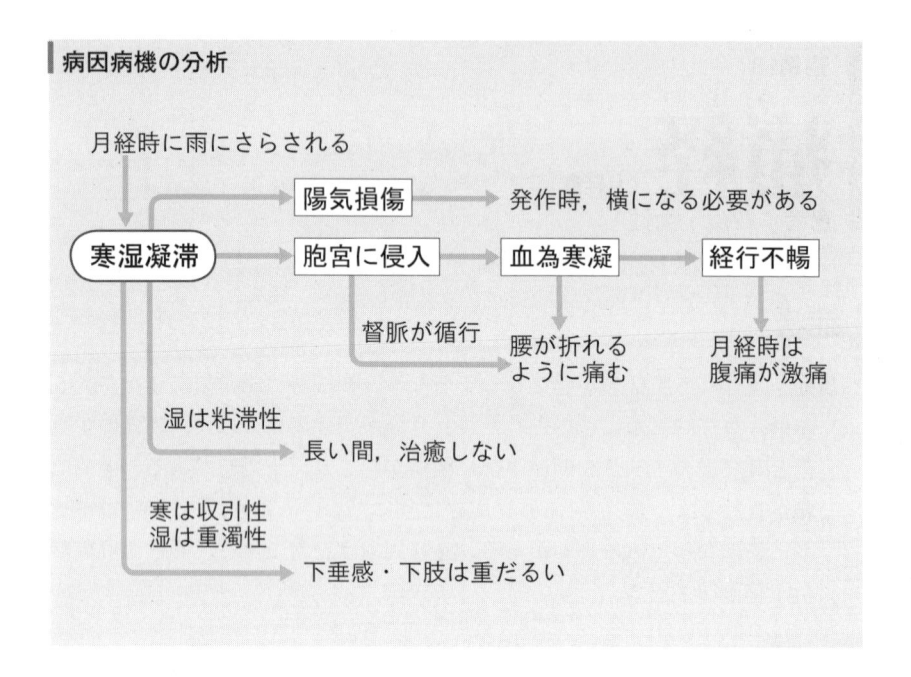

```
月経時に雨にさらされる
        │
        ▼           ┌─→ 陽気損傷 ──→ 発作時，横になる必要がある
    ┌──────┐    │
    │寒湿凝滞│────┤
    └──────┘    └─→ 胞宮に侵入 ──→ 血為寒凝 ──→ 経行不暢
                         │              腰が折れる    月経時は
                         └─ 督脈が循行   ように痛む    腹痛が激痛

    湿は粘滞性
        └──→ 長い間，治癒しない

    寒は収引性
    湿は重濁性
        └──→ 下垂感・下肢は重だるい
```

図の説明	◇月経時に雨にさらされ，寒湿の邪が侵襲し凝滞する（寒湿凝滞*）。寒湿の邪により陽気を損傷（陽気損傷*）したことで気血の運行が悪くなるので，発作時は横になって休まずにはいられない。 ◇寒湿の邪が胞宮に侵入すると，経血が寒湿の邪により凝滞し（血為寒凝*），運行が悪くなる。行経が滞る（経行不暢*）と，月経時は腹部に激痛が起こる。 ◇また，胞宮に侵入した寒湿の邪は督脈に影響し，督脈が循行している腰部に折れるような痛みを起こす。 ◇湿は陰邪で粘滞性という特徴があるので，邪が停滞してしまい，長い間，治癒しない。 ◇寒・湿の邪は陰邪で寒には収引性，湿には重濁性という特徴があることから，腹部の下垂感や下肢が重だるいといった症状の原因となる。

症例54

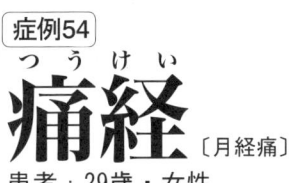

痛経 〔月経痛〕
患者：29歳・女性

症状

現症：月経期が5日間遅れている。下腹部が張り，イライラし，胸苦しく，いら立ち怒りっぽい。初潮は13歳。月経周期は28〜40日間，月経期は4〜6日間。既婚者で4歳の子供がいる。夫は仕事で海外に赴任し1年余りになる。月経の遅れ・月経痛が起こるようになり1年余りとなる。毎回，月経が遅れ，来潮すると月経痛が激しく，ひどいときは気を失うほどである。止痛剤を注射しないと緩解しない。月経血は暗色で凝血塊がある。下腹部に硬い塊があるが，以前に子宮の超音波検査を受けた際，器質的な病変は認められないと診断された。

脈診：弦脈

舌診：暗舌・瘀血瘀斑がある

治療

弁証：気滞血瘀・衝任不調

治則：行気活血・調理衝任

取穴：気海 ┐
　　　子宮 ┘── 理気活血・調理衝任

　　　合谷 ┐
　　　三陰交 ┘── 行気調血

　　　内関 ── 活血通絡止痛

　　　太衝 ── 舒肝解鬱・調理気血

治療方法：毫針を用いて，平補平瀉法を施す。

治療経過：治療当日の夜，来潮し月経痛および諸症状はまったくなく，

イライラ・いらだちは改善された。翌月，月経期前に同様の治療を1回行った，その月も月経は正常で月経痛は起こらなかった。

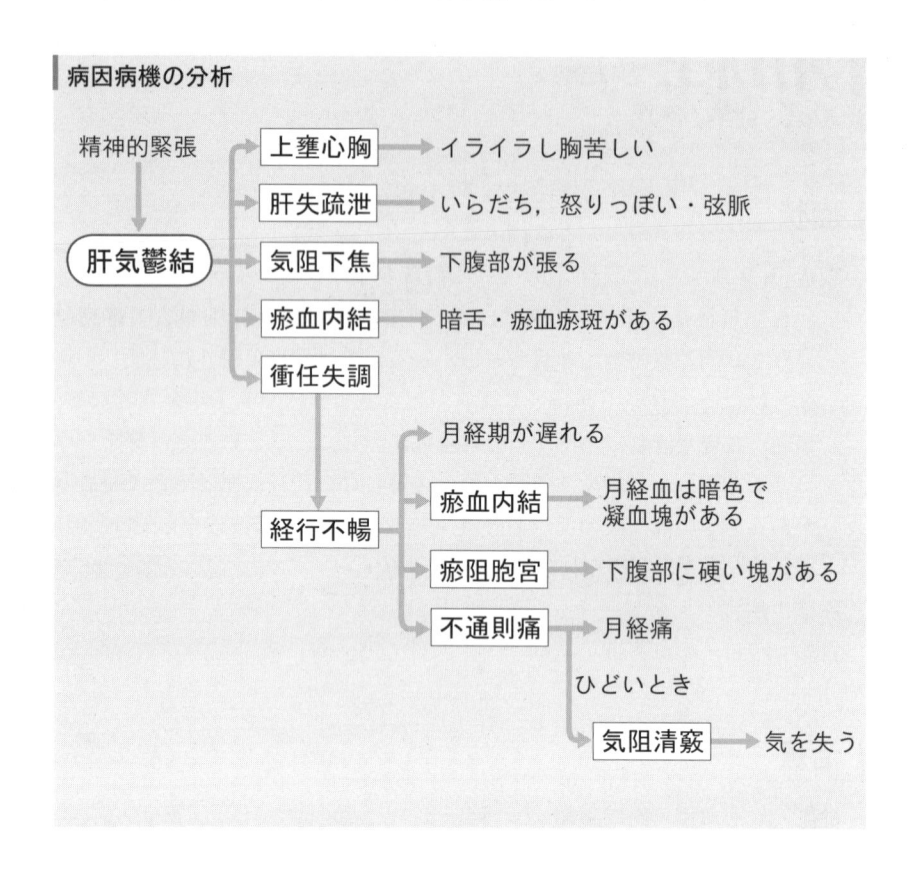

病因病機の分析

精神的緊張 → 肝気鬱結

肝気鬱結:
- 上壅心胸 → イライラし胸苦しい
- 肝失疏泄 → いらだち，怒りっぽい・弦脈
- 気阻下焦 → 下腹部が張る
- 瘀血内結 → 暗舌・瘀血瘀斑がある
- 衝任失調 → 経行不暢

経行不暢:
- → 月経期が遅れる
- 瘀血内結 → 月経血は暗色で凝血塊がある
- 瘀阻胞宮 → 下腹部に硬い塊がある
- 不通則痛 → 月経痛
  - ひどいとき → 気阻清竅 → 気を失う

| 図の説明 | ◇精神的刺激が原因で肝の条達が悪くなり肝気鬱結*を起こす。鬱結した気が経にそって心胸に上行し心胸を塞ぐ（上壅心胸*）と，イライラし，胸苦しくなる。
◇肝の気滞・気鬱から肝が疏泄機能を失調した（肝失疏泄*）ために，いらだち，怒りっぽくなる。脈弦となる。
◇気滞・気鬱から，下焦でも気が阻滞する（気阻下焦*）と下腹部が張る。
◇気滞・気鬱から血行が瘀滞すると，瘀血内結*を起こし，舌質は暗色で，瘀血瘀斑が現れる。 |

◇肝経と衝脈・任脈は密接な関係にある。肝鬱気滞が起こり気滞が血に影響し衝任が失調（衝任失調[*]）すると月経が滞り（経行不暢[*]），月経期が遅れる。

◇経行不暢から血行が瘀滞すると胞宮内で瘀血内結[*]を起こし，月経血は暗色で凝血塊が多くなる。

◇瘀血が胞宮で阻滞する（瘀阻胞宮[*]）と，下腹部に硬い塊ができる。

◇瘀血から気血が不通となる。不通は痛みを生む（不通則痛[*]）ことから月経痛が起こる。ひどいときは瘀血の影響により清竅で気が阻滞され（気阻清竅[*]），気を失う。

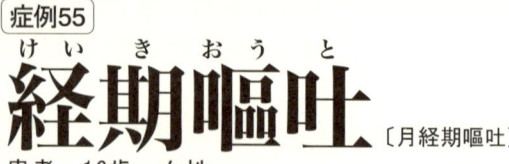

症例55
経期嘔吐 〔月経期嘔吐〕
けいきおうと

患者：16歳・女性

症状

現症：月経期嘔吐が半年続いている。患者は12歳で初潮があり，月経周期は28〜30日間。月経期は5〜7日間。偶発的に月経期に腹部に不快感を覚える。半年前，ちょうどテスト期間中で，精神的に緊張しストレスが大きかった。月経は始まったが，スムーズにいかず，さらに嘔吐が起こった。食事を摂れない程であったが，3日間，静脈点滴（ブドウ糖およびビタミンB_1・B_{12}）を行い病状は好転した。月経期の4日目には嘔吐も治まった。西洋医の医師が平素からオリザノールなどの西洋薬や中薬の服用を勧めたので，服用したが効果はなかった。以後，毎回，月経期になるとすぐに嘔吐が起こり4〜7日間症状が続く。

当針灸科を受診時は，月経期の3日目にあたり，月経はスムーズにいかず，すでに2日間点滴を受けていた。身体は痩せ細り，たびたび酸性の液体を嘔吐する。平素から情緒不安定で怒りっぽい・食欲不振・睡眠は眠りが浅く熟睡感が得られない・顔色は暗い黄色。

脈診：弦数脈

舌診：舌辺・舌尖が紅色，薄白苔

治療

弁証：肝気鬱滞・胃気上逆

治則：疏肝理気・調衝和胃

取穴：内関 ─┐
　　　公孫 ─┴─ 調衝和胃止嘔
　　　太衝 ─── 疏肝理気

　　　　中脘 ────── 和胃止嘔
　　　　膻中 ────── 理気降逆
治療方法：平補平瀉法を用いて，膻中は針先を下へ向け横刺，その他の経穴は通常の操作を行い，得気させる程度に刺針。置針は30分間，その間に行針〔針体を動かし，針の下に得気させる〕を2回行う。
治療経過：針治療後，すぐに吐き気・嘔吐とも緩解した。翌日の再診時に，患者が治療の3時間後にはすべての症状が完全に消失したと述べる。治療効果を安定させるため，さらに治療を1回行った。治法は前日と同様に行う。

病因病機の分析

```
                          ┌→ 気鬱血停 ─────────→ 月経がスムーズに
                          │                          いかない
                          │  月経期
                          ├→ 血海不充 → 気血不和
気が塞がり，                │                     
怒ると肝を                  │                        月経期嘔吐
傷つける                    ├→ 肝気犯胃 → 胃気上逆 →（酸性の液体）
   ↓                       │                        食事ができない
肝気鬱結 ──────────────────┤
                          │              ┌→ 胃不受納 → 食欲不振
                          ├→ 脾失健運 ──┤
                          │              └→ 気血が肌膚へ → 顔面は暗い黄色
                          │                 納められない    身体は痩せ細る
                          │              ┌→ 熱擾心神 → 睡眠の質が悪い
                          └→ 鬱久化熱 ──┤
                                         └→ 心火上炎 → 舌辺・舌尖が紅色
                                                   ─→ 弦数脈
```

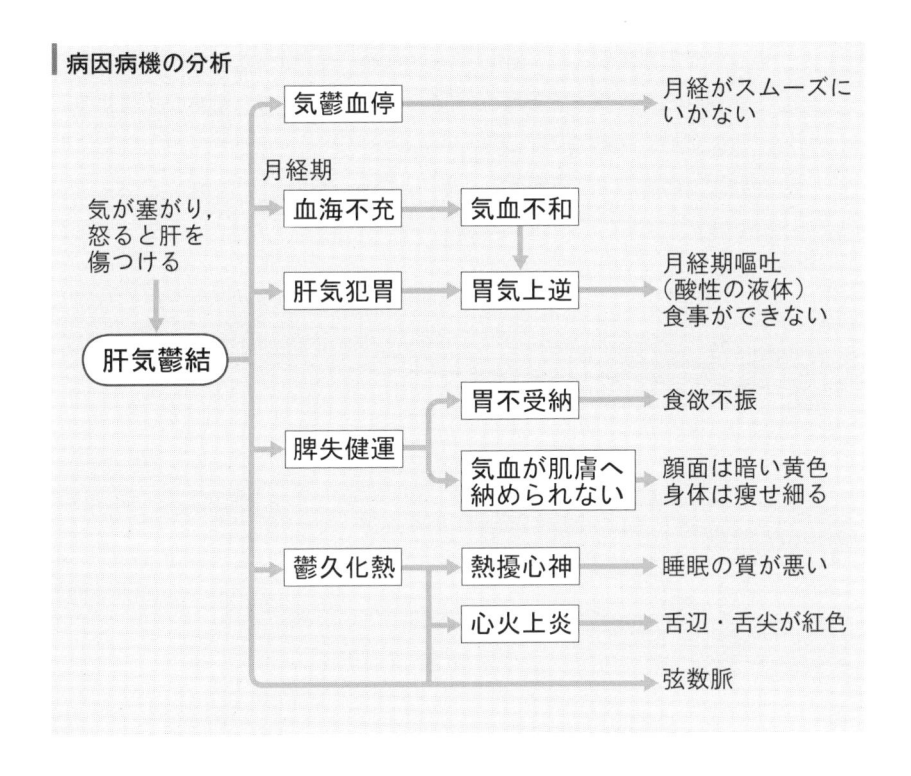

図の説明	◇気が塞がり，怒ると肝を傷つけ，肝の疏泄機能が失調し，気機が鬱結する（肝気鬱結*）。気機が鬱結して血が停滞する（気鬱血停*）と経量の減少が起こり，経行がスムーズにいかなくなる。

◇また，衝脈の気が鬱結し，血海が気血の補充を充分に受けられず（気海不充*），気血不和*となる。肝鬱により気機が失調し，横逆して胃を犯し（肝気犯胃*），さらに胃気が上逆する（胃気上逆*）と月経期の嘔吐（酸性の液体）や，食事ができないなどの症状が起こる。
◇また，脾を犯して脾の運化作用が失調する（脾失健運*）と，胃が受納できなくなり（胃不受納*），食欲不振を起こす。
◇脾失健運から気血の運化作用が失調し，気血が肌膚を滋養できず，顔色は暗い黄色になり，身体は痩せ細る。
◇気鬱が長期化すると熱邪を生じる（鬱久化熱*）。熱邪が心神に上擾する（熱擾心神*）と，睡眠は眠りが浅く熟睡感が得られなくなる。
◇心火が上昇する（心火上炎*）と舌は心の苗であるために，舌辺に熱象が現れ紅くなる。舌尖は心と関係する部位であり，心火が上炎すると舌尖が紅くなる。
◇肝鬱と化熱により熱邪が生じたことから，弦数脈となる。

症例56
絶経前後諸症（更年期障害）
患者：56歳・女性

症状

現症：のぼせ・熱くなり汗が出る症状が2年半続いている。閉経と同時に熱くのぼせ，汗が出る症状が出現した。発作時，熱は胃の上から徐々に顔面部・額にまでいたる。毎日，発作が昼夜を問わず10回余り起こる。随伴症状は，睡眠時に夢を多くみる・味覚が減退し脂っこいものを食べるのを嫌う・大便が硬く便通は2～3日に1回。

脈診：沈脈
舌診：暗舌・舌辺に歯痕・薄白苔

治療

弁証：腎陰虧虚・臓腑失養
治則：滋補腎陰・濡養臓腑
取穴：耳穴

腎 ─┐
肝 ─┴─ 滋補肝腎

脾 ─┐
胃 ─┴─ 調理脾胃

心 ─── 養心安神

生殖器 ─┐
内分泌 ─┴─ 調節内分泌

交感 ─── 調節自律神経

治療方法：王不留行を上記の耳穴に圧を加え押さえて貼る。毎回，治療時に上記の耳穴から5穴選択し貼り，毎週1回貼り換える。患者自身で毎

日5〜6回，押さえて刺激する，刺激は耳殻が熱く張り痛む程度で止めるように教える。腎には,刺激を強めるために耳の内側と外側両面に貼る。

治療経過：3回の治療後，熱くのぼせ，汗が出る発作の回数が半分以下に減少した。4回の治療後，大便は正常になり，味覚の減退が消失した。5回の治療後，諸症状も軽減し合計16回の治療で治癒した。

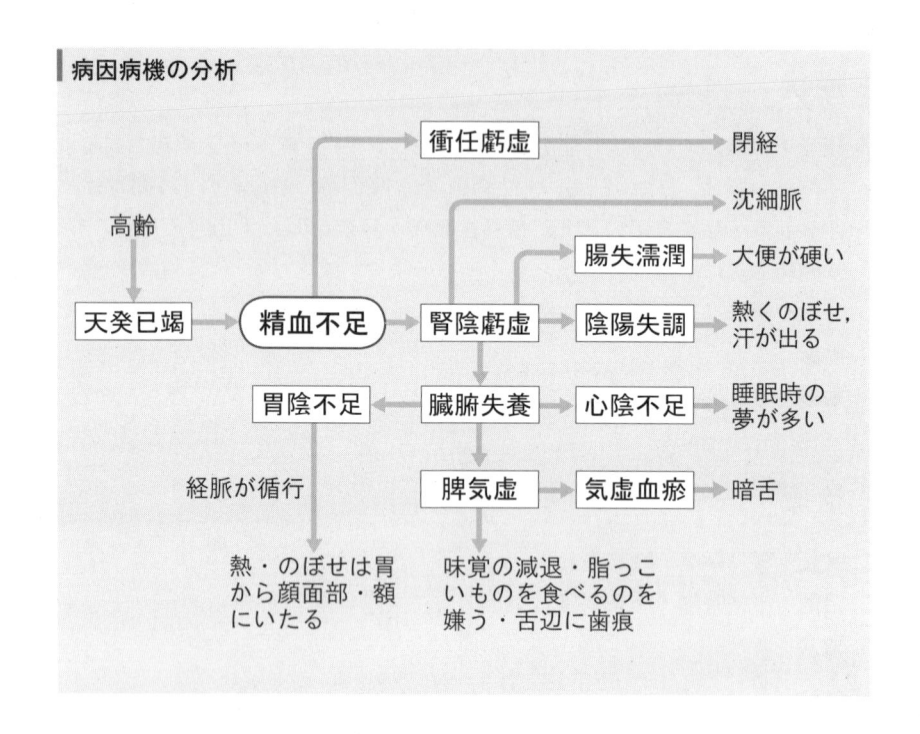

病因病機の分析

```
                      衝任虧虚 ───────→ 閉経
                         │
                         │          ─────→ 沈細脈
                         │      ┌→ 腸失濡潤 → 大便が硬い
 高齢                    ↓      │
  ↓                   腎陰虧虚 ─┼→ 陰陽失調 → 熱くのぼせ,
 天癸已竭 → 精血不足 ─→         │              汗が出る
                         │      │
              胃陰不足 ← 臓腑失養 → 心陰不足 → 睡眠時の
                                               夢が多い
                         ↓
                       脾気虚 ──→ 気虚血瘀 → 暗舌
         経脈が循行
   熱・のぼせは胃        味覚の減退・脂っこ
   から顔面部・額        いものを食べるのを
   にいたる              嫌う・舌辺に歯痕
```

図の説明	◇高齢により天癸が尽きたことから（天癸已竭*），精血不足*し衝任虧虚*となり，生殖機能が低下し閉経する。 ◇また，精血不足により腎陰虧虚*を起こし，沈細脈となる。 ◇陰が不足すると腸が潤いを失い（腸失濡潤*），大便が硬くなる。 ◇腎陰虚から陰と陽が平衡を失い（陰陽失調*），陽盛となり,熱くのぼせ,汗が出る。 ◇腎陰虧虚により腎陰が臓腑を滋養できなくなると臓腑失養*となる。臓腑失養により心の陰液が不足し，心神失養*となり，睡眠時に夢を多くみる。

◇臓腑失養から脾の機能が低下し，脾気虚*となる。脾気虚により気の生成が不足し気虚となり，血を推動できず停滞すると血瘀が生じる（気虚血瘀*）。そのため暗舌となる。
◇また，脾気虚から脾の運化作用が悪くなり，味覚が減退し，脂っこいものを食べるのを嫌う・舌辺に歯痕ができる。
◇臓腑失養から胃の陰液が不足し，胃経脈の循行にそって陰虚により生じた虚熱が胃から顔面部・額へいたる。

症例57
帯下病(たいげびょう)
患者：38歳・女性

症状

現症：帯下の量が多い状態が5年続いている。5年前に出産し，その後，帯下の量が増加した。随伴症状は腰痛。以前，風湿病・腰筋疲労・腎虚・外傷性腰痛と診断され治療を受けたが，いずれも効果はなかった。顔色は萎黄色。
脈診：沈緩脈
舌診：淡紅舌

治療

弁証：湿侵帯脈
治則：利湿止帯
取穴：命門 ─┐
　　　足の臨泣 ┴ 利湿止帯・強腰止痛

治療方法：置針は15分間，5分おきに針を1分間，捻転させる。
治療経過：1回の針治療後，すぐに腰痛が治まった。腰の動きも正常に戻った。2回の針治療後，帯下は明らかに減少したが疲れを感じた。合計6回の治療で帯下は止まり腰痛は消失した。その後2カ月余り経過観察したが，再発はなかった。

病因病機の分析

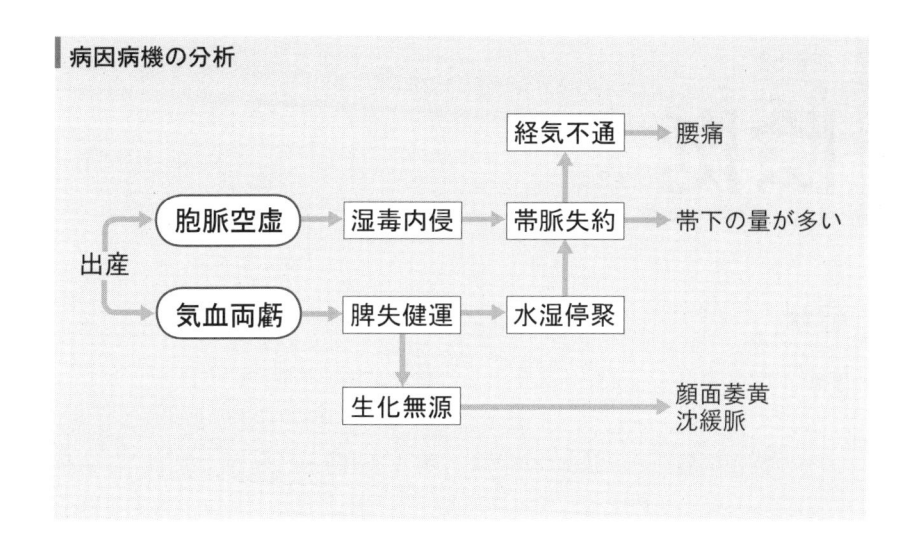

```
                            経気不通 → 腰痛
                              ↑
         胞脈空虚 → 湿毒内侵 → 帯脈失約 → 帯下の量が多い
出産 →
         気血両虧 → 脾失健運 → 水湿停聚
                     ↓
                   生化無源 → 顔面萎黄
                              沈緩脈
```

図の説明	◇出産により腎気が不足し，胞脈が虚弱で気血が満たされていない状態となる（胞脈空虚*）。胞脈が虚弱で気血が満たされていない状態の期間に，湿毒が胞宮を侵襲する（湿毒内侵*）と，帯脈を流れる気血が虚損して帯脈を制限できなくなる（帯脈失約*）と，帯下の量が多く綿々と続く。 ◇帯脈は腰部を一周しているので，帯脈の経気が不通となると腰部にも疼痛が起こる。 ◇出産により気血が虚弱になり（気血両虧*），気血の不足が脾の運化機能に影響し失調する（脾失健運*）。水湿が運化されず体内で停留した（水湿停聚*）内湿が帯脈に影響を及ぼすと帯下の量が増える。 ◇脾の運化機能が失調していることから，水穀の運化・消化・吸収がなされず，気血の生化がされないために（生化無源*），顔面萎黄・沈緩脈となる。

症例58

陰挺（子宮脱）
いんてい

患者：57歳・女性

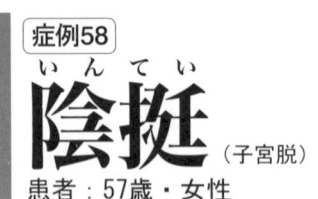

症状

現症：反復的に子宮が膣外へ脱出する症状が10数年間続いている。患者が22歳で初産後，すぐに本症状が起こり当時，中医治療を受け治癒した。その後10年余り，再発はなかった。第4子出産後，再発。毎年，冬や春になると起こりやすく，立って運動すると小さな杯ぐらいの大きさの子宮が膣外へ脱出する。西洋医学による治療で会陰部を補強する手術を受けたが，効果はなかった。随伴症状は，下腹部・外陰部の下垂感や張り・痛み，息切れ，下肢の浮腫，食欲不振で食事がおいしくない，口が乾く，気分がイライラする，透明な帯下が出る。

脈診：沈緩脈

舌診：胖舌・白苔

治療

弁証：腎気虚弱・衝任不固

治則：温補腎気・固摂胞宮

取穴：関元 ─┐
　　　気海 ─┴─ 温腎壮陽・調衝固胞

　　　百会 ─── 昇陽固脱

　　　三陰交 ─┐
　　　足三里 ─┴─ 健運脾胃

治療方法：棒灸で温和灸〔棒灸を経穴に近づけ，温める〕を上記の経穴に行い，7回の灸治療を1クールとする。第1クールは毎日灸治療をし，その後のクールは次第に1日おき，2日おきと減らし行う。1クールの治療

が終わるたびに，1週間，間隔を空ける。

治療経過：第1クールの治療を終えると，息切れは治まり帯下は減少したが，その他の諸症状は軽減されなかった。第2クールからは施灸時間および棒灸の量を増加させて治療し，関元・三陰交には軽度の水疱ができる程度まで温和灸を行う。第2クールの治療後，すべての諸症状が大きく好転し，立って運動することもできるようになった。さらに1クール治療を続けすべての諸症状は消失した。数年後も再発しておらず，仕事に従事できるようになった。

病因病機の分析

```
                      ┌─ 陰盛傷陽 ──→ 冬や春に発作が起こる
                      │
出産の過多             ├─ 帯脈失約
    ↓ 悪化            │
先天の不足 → 腎気虚弱 ─┼─ 衝任不固 ─→ 不得系胞 ─→ 立って運動すると
                      │                           小さな杯の大きさ
                      │                           の子宮が膣外へ脱
                      │                           出する
                      ├─ 腎気不固 ──→ 透明な帯下が出る
                      │
                      └─ 腎不納気 ──→ 息切れ
    ↓ 日が経つ
                          ┌──────────────→ 下肢の浮腫・沈緩
                          │                 脈・胖舌・白苔
                          │
陽虚水泛 ─────────────────┼─ 陽損及陰 ─→ 虚火内動 ─→ 気分がイライラする
                          │                     
                          │              ─→ 口舌失濡 ─→ 口が乾く
                          │
                          └─ 脾運失職 ──→ 食欲不振で食事が
                                          おいしくない
```

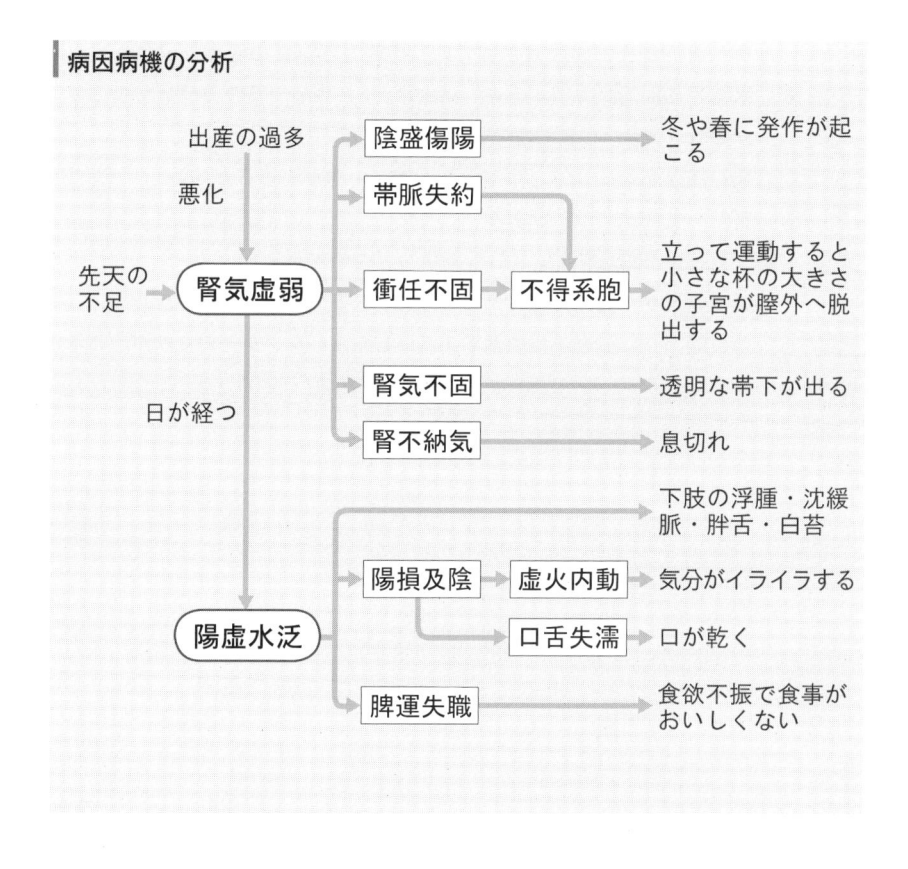

| 図の説明 | ◇先天の不足，さらに出産の過多から腎気が虚弱になる。腎気虚から陰寒が体内で盛んになると陽気を損傷し（陰盛傷陽*），気温の低い冬や |

春になると発作が起こる。

◇腎気虚弱が影響し帯脈虚損となり，帯脈を約束できなくなり帯脈失約*となる。さらに腎気の不足から封蔵機能が失調し，衝任不固*となるため，胞宮が無力で胞宮を締められなくなる（不得系胞*）と，立位で運動すると小さな杯ぐらいの大きさの子宮が膣外に脱出する。

◇腎気不足から腎気不固*となり，帯脈を固摂する機能が弱くなり透明な帯下が出る。

◇腎気虚弱から腎不納気*となり，肺気を摂取し受納する機能が弱くなり，息切れが起こる。

◇腎気虚弱が長い間改善されずに日が経つと，腎の温煦機能が失調し，水を主る機能が失調すると，陽虚水泛*となり，下肢の浮腫が起こり，沈緩脈・胖舌・白苔となる。

◇陽の損傷が陰に及ぶと陰が陽気を制御できず，虚火が内動し（虚火内動*），気分がイライラする。

◇また口舌が濡潤を失い（口舌失濡*），口が乾く。

◇陽虚水泛が全身の気機に影響を及ぼし，脾の運化機能が失調する（脾運失職*）と，食欲不振で食事がおいしく感じないなどの症状が起こる。

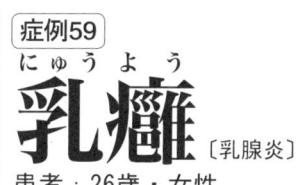

症例59
乳癰
〔乳腺炎〕
患者：26歳・女性

症状

現症：出産20日後，胸苦しく，乳房が張って痛む。乳汁の分泌が滞り，気分が憂うつでイライラする・食欲がない。前日に不注意で左側乳房を押さえ圧がかかり，乳房の外側上部が堅く張り疼痛がある。灼けるような熱感があり，患部の皮膚は赤く堅い塊があり，押されることを嫌がる。さらに，患部から左側腋下および上肢内側に張り・痛みがあり不快である。随伴症状は，身体が熱っぽい（体温37.8℃）・のどが渇く・イライラする・便秘・手のひらが熱く煩わしい。

脈診：弦数脈

舌診：紅舌・黄膩苔

治療

弁証：乳絡不暢・化熱成毒

治則：清熱通絡・行気止痛

取穴：少沢ーーー通乳行気止痛

　　　膻中 ┐
　　　内関 ┴ー寛胸理気

　　　乳根 ┐
　　　屋翳 ┴ー行気止痛

　　　肩井ーーー行気通絡

　　　大椎ーーー清熱解毒・通絡止痛

　　　阿是穴ーー清熱解毒

治療方法：阿是穴には，隔物灸法（円錐形の艾をニンニク片上に施灸）を

用いて毎回5壮,施灸する。その他の経穴には瀉法を用いて刺針。大椎・少沢には瀉血法を用い,数滴出血させる。

治療経過：隔物灸法を用いて施灸中に,患者自身が左側乳房の疏通がよくなったように感じ,乳頭から自然に乳汁が分泌され乳房の痛みが軽減したと訴える。翌日再診時には,身体の熱っぽさは消失。前日と同様の治療をさらに1回行い治癒した。1カ月間,経過観察したが再発していなかった。

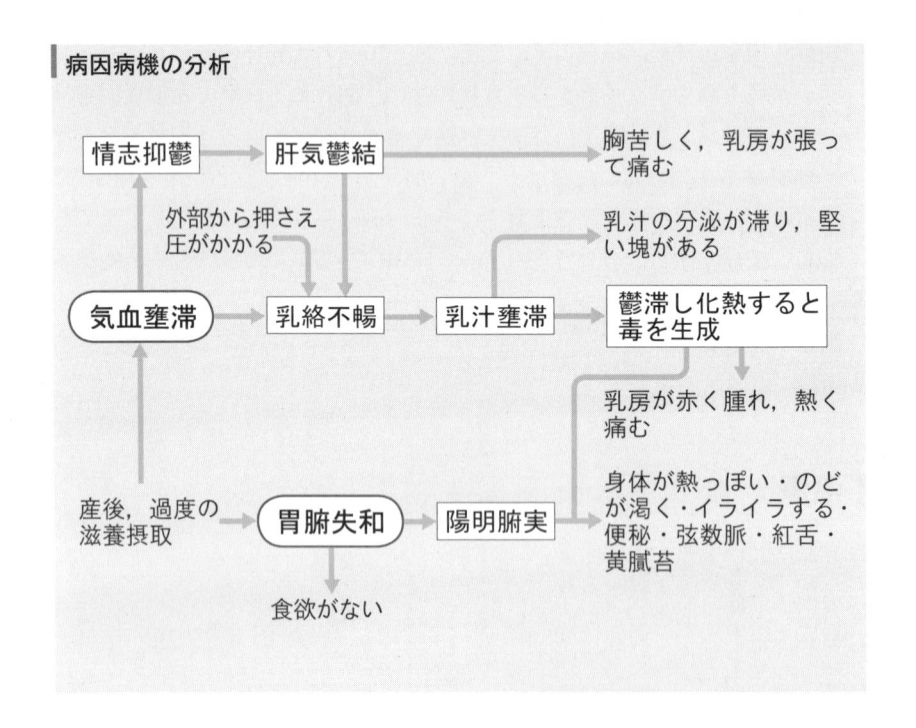

病因病機の分析

- 情志抑鬱 → 肝気鬱結 → 胸苦しく,乳房が張って痛む
- 気血壅滞 → 乳絡不暢（外部から押さえ圧がかかる）→ 乳汁壅滞 → 乳汁の分泌が滞り,堅い塊がある
- 鬱滞し化熱すると毒を生成 → 乳房が赤く腫れ,熱く痛む
- 産後,過度の滋養摂取 → 胃腑失和 → 陽明腑実 → 身体が熱っぽい・のどが渇く・イライラする・便秘・弦数脈・紅舌・黄膩苔
- 胃腑失和 → 食欲がない

| 図の説明 | ◇産後に滋養をとりすぎ,血がねばり気血の流れが悪くなり気血壅滞*を起こす。気血壅滞が情志に影響し情志抑鬱*となり肝の疏泄機能が失調する。肝気鬱結*を起こすと,疏泄機能が失調し,胸苦しく,乳房が張って痛む。
◇肝気が鬱結すると,乳房は肝経の循行部位であることと,さらに外から乳房を押され圧がかかったことから乳絡不暢*を起こす。乳汁の分泌 |

が塞がれるため(乳汁壅滞*),乳汁の分泌が滞り乳房に堅い塊ができる。
◇乳絡が鬱滞し化熱すると,毒を生成し乳房が赤く腫れ,熱く痛む。
◇滋養をとりすぎ,胃の通降作用が失調する(胃腑失和*)と,食欲がなくなる。
◇胃腑失和から胃気が和降されず化熱し,熱邪が陽明経を侵すと陽明に裏熱が生じる(陽明腑実*)。さらに乳絡が鬱滞し化熱し,生成された毒が加わると,身体が熱っぽい・のどが渇く・イライラする・便秘などの症状が起き,弦数脈・紅舌・黄膩苔となる。

症例60

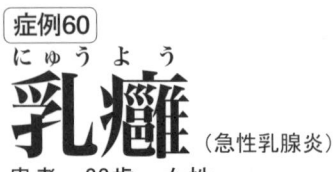

乳癰（急性乳腺炎）

患者：22歳・女性

症状

現症：左側乳房の張って痛む症状が，6日間続いている。出産後，左側乳房外側が赤く腫れ，熱く，痛む症状が起こる。6日間，筋肉注射（ペニシリン）および温湿布（硫酸マグネシウム）を行ったがともに効果はなかった。随伴症状は，悪寒・発熱・夜間の入眠困難。
脈診：滑数脈
舌診：黄苔

治療

弁証：胃経積熱・熱傷乳絡
治則：清泄胃熱・消腫止痛
取穴：肩井 ─┐
　　　乳根 ─┘─ 理気活血・疏通乳絡
　　　曲池 ── 表裏双解
　　　足三里 ── 通経活絡止痛
治療方法：棒灸で温和灸〔棒灸を経穴に近づけ，温める〕を各経穴に毎回5〜10分間行う。毎日1回の灸治療。
治療経過：1回の灸治療後，すぐに痛みが消失した。治療当日の夜，患部から排膿が始まり睡眠も改善され眠れるようになった。翌日，身体の熱がとれ，腫れた塊は縮小し軟らかくなった。合計2回の治療で赤い腫れはすべて消失し，さらに数回の灸治療で全快し瘢痕も残らなかった。

病因病機の分析

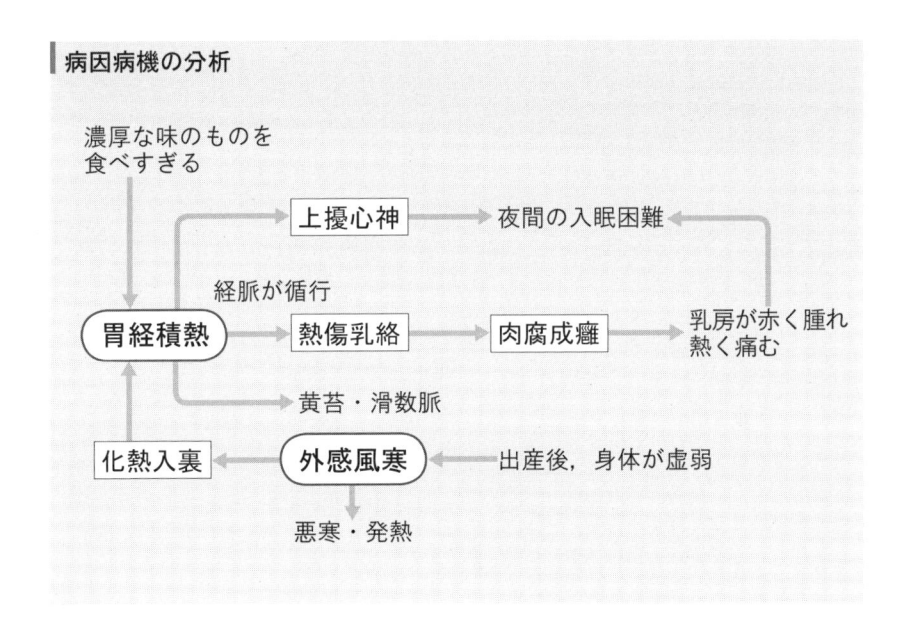

```
濃厚な味のものを
食べすぎる
      │
      ↓        上擾心神 ──→ 夜間の入眠困難
      │      ↗
      │   経脈が循行
   胃経積熱 ──→ 熱傷乳絡 ──→ 肉腐成癰 ──→ 乳房が赤く腫れ
      │    ↘                              熱く痛む
      │      黄苔・滑数脈
      ↑
   化熱入裏 ←── 外感風寒 ←── 出産後，身体が虚弱
                  │
                  ↓
              悪寒・発熱
```

図の説明	◇油っこいものやこってりしたものの過食により胃失和降となる。鬱積し化熱した熱が，胃経に蓄積する（胃経積熱*）と，黄苔・滑数脈となる。 ◇出産後，身体が虚弱なところに風寒の外邪を感受し（外感風寒*），肌表にある風寒の邪に衛気が抑止されると，悪寒・発熱が起こる。 ◇風寒の邪が熱化して裏に入り生じた熱邪（化熱入裏*）が，さらに胃経積熱と合わさると，乳房は陽明胃経の経脈が乳房に循行するため，熱邪が乳絡を傷つける（熱傷乳絡*）。肌肉が腐敗し乳癰を生成する（肉腐成癰*）と，乳房が赤く腫れ，熱く痛む。 ◇胃経積熱の熱邪が上昇し，心神に影響し，心神を乱した状態（上擾心神*）に，さらに乳房が赤く腫れ，熱く痛むことから，夜間の入眠困難が起こる。

第4章 小児科

症例61
小児泄瀉（消化不良性下痢）
しょう に せっ しゃ

患者：1歳・男子

症状

現症：下痢が3日間続いている。3日前に食べさせたものが不適当であったため，毎日，数回の下痢（水様便）が起こるようになった。随伴症状は，気分がいらだちよく泣く・食欲不振・大便の腐敗臭がある。3日間，西洋薬を服用したが効果はなかった。患者の兄が1歳ぐらいの頃に，西洋医学の応急治療が適当でなく死亡したことがあることから，患者の母親がせっぱつまった様子で中医学の治療を求めた。

指紋：風関の色暗

舌診：垢膩苔

治療

弁証：乳食停滞・損傷脾胃

治則：消食導滞・健運脾胃

取穴：天枢────調理腸胃・理気止痛
　　　上巨虚───調気導滞・理脾和胃
　　　神闕────健脾和胃・理腸止瀉
　　　脾兪────健運脾胃

治療方法：毛刺法〔短い毫針を用い皮膚に浅く刺針する方法〕を用い，天枢・上巨虚に刺針し，置針は行わない。神闕・脾兪には吸角を施す。症状が重いときは刺針し，症状が軽いときは吸角を施す。

治療経過：1回目の針治療後，下痢の回数が減少し，気分のいらだち・泣く回数も減少した。3クールの治療後，下痢は治まり全快した。2回目の針治療後，水様便状態だった大便が泥状の軟便になり，気分がいらだつことも，泣くこともなくなった。さらに吸角治療を1回行いすべて治癒した。

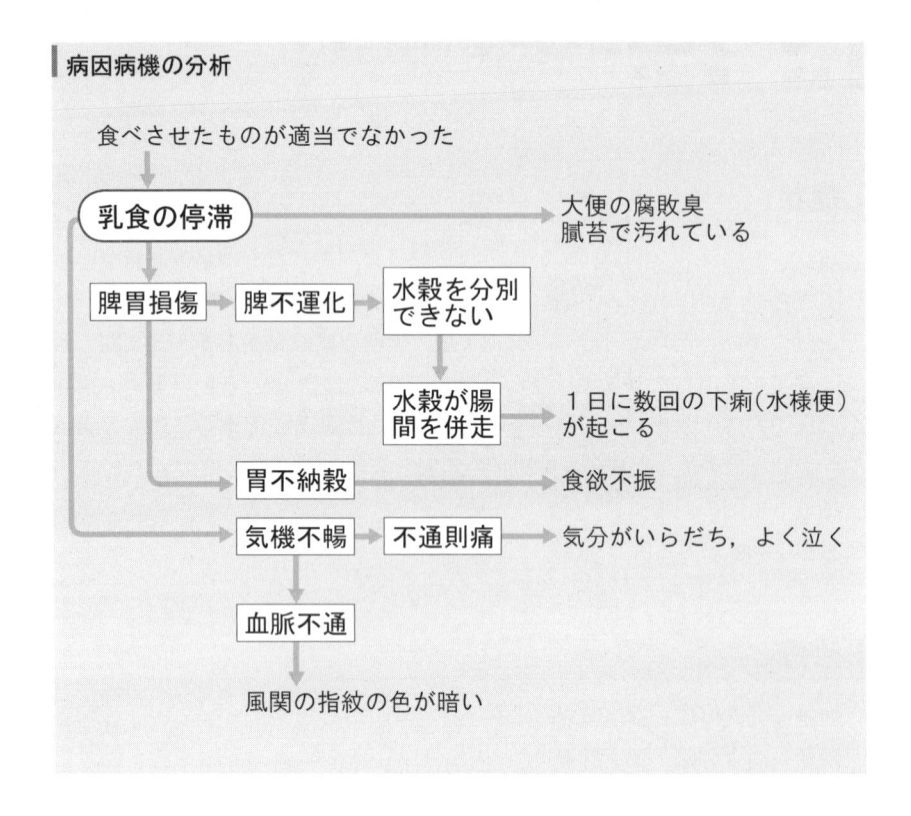

病因病機の分析

食べさせたものが適当でなかった

乳食の停滞 → 大便の腐敗臭／膩苔で汚れている

- 脾胃損傷 → 脾不運化 → 水穀を分別できない → 水穀が腸間を併走 → 1日に数回の下痢（水様便）が起こる
- 胃不納穀 → 食欲不振
- 気機不暢 → 不通則痛 → 気分がいらだち，よく泣く
- 血脈不通 → 風関の指紋の色が暗い

図の説明

◇乳児に食べさせたものが不適当であったために，乳食の消化不良を起こした。乳食が停滞したため大便には腐敗臭があり，膩苔で汚れている。

◇乳食の停滞が脾胃に影響し脾胃が損傷すると，脾の運化機能が失調し脾不運化*となる。脾不運化により水穀を分別できず，水穀が腸間を併走し，1日に数回の下痢（水様便）が起こる。

◇脾胃が損傷したことから脾胃の気機が失調すると，胃が水穀を受納で

きなくなり（胃不納穀*），食欲不振となる。
◇乳食の停滞が気機に影響し気機不暢*により，気血も阻滞され，気が不通となる。不通は痛みを生み（不通則痛*），さらに気分はいらだち，よく泣くようになる。
◇気機不暢から血脈不通*が起こり，暗色の指紋が風関の位置で認められる。

第5章 五官科

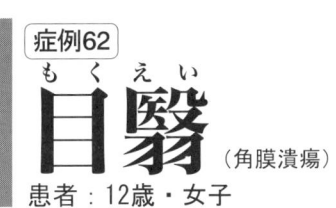

症例62
目翳(もくえい)（角膜潰瘍）
患者：12歳・女子

症状

現症：角膜に潰瘍が起こり1カ月余り経つ。当初，急性出血性結膜炎にかかり，治療を受けて症状は軽減した。しかし，その後さらに角膜の潰瘍が起こり，多くの治療方法を受けたが効果はなかった。右眼の症状が軽く，左眼の症状が重い。目頭が赤く腫れ，膿状の目やにが多く，光をまぶしがり，光を恐れ，物を見ると涙が流れる。随伴症状は，唇が赤く乾燥する・のどは渇くが飲みたくない・午後に身体が熱くなる・前額部および両頬部に脹痛がある・食欲低下・便が少し乾燥している・尿量が少なく色が赤い。

脈診：弦脈大有力

舌診：紅舌・白苔

治療

弁証：肝胆鬱熱・毒生血瘀

治則：清瀉肝胆・解毒化瘀

取穴：
- 肝兪 ┐
- 胆兪 ┘ 清瀉肝胆
- 太衝 ┐
- 丘墟 ├ 清瀉少陽
- 中渚 ┘

膈兪────活血化瘀
　　　瘈脈────清熱明目
治療方法：毫針で瀉法を用いて刺針，置針を30分間行う。抜針後，針孔から出血させる。背部兪穴には，抜針後，吸角を行い，針孔から出血させる。
治療経過：３回目の針治療後，目頭の赤い腫れがすべて消失した。渋い痛みや光をまぶしがる症状は大きく軽減した。さらに５回の治療を行った後，角膜の白濁・潰瘍はともに消失した。以後，治療効果を安定させるために羊肝丸を１カ月間服用した。18年間，経過観察したが再発していない。

病因病機の分析

外感風熱 → 急性出血性結膜炎

外感風熱 ─治療→ 風散熱留

経脈が循行 → 経気不利 → 前額部および両頬部に脹痛

肝胆鬱熱 → 熱盛為毒 → 侵蝕黒睛 → 角膜の潰瘍

肝胆鬱熱 → 弦脈大有力

肝胆鬱熱 → 灼傷津液 → 唇が赤く乾燥／便が少し乾燥／尿量が少なく色が赤い

灼傷津液 → 陰虚内熱 → 午後に身体が熱い／のどは渇くが飲みたくない／紅舌／白苔

風散熱留 → 目頭が赤く腫れ，膿状の目やにが多い／光をまぶしがり，光を恐れる／物を見ると涙が流れる

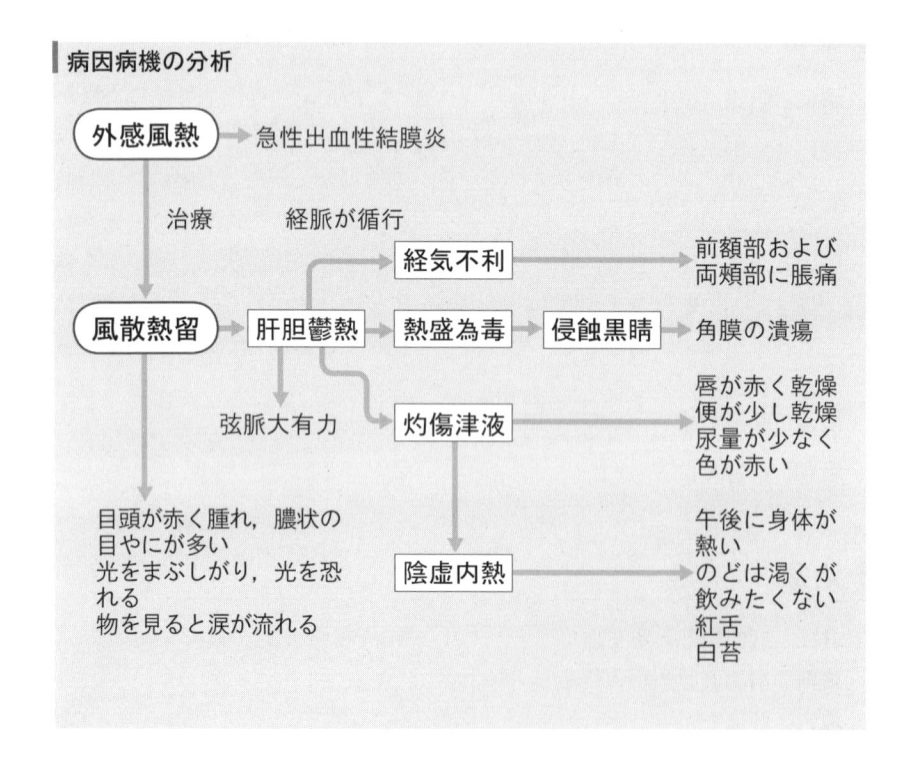

| 図の説明 | ◇風は陽邪で性質は軽く上へあがりやすい。そのため風邪と熱邪が合わさった風熱の邪は人体に侵入する（外感風熱*）と上昇し，目を犯し，急性出血性結膜炎を起こす。 |

◇治療を経て風邪は散らされ消滅したが熱邪は停留し（風散熱留＊），目頭が赤く腫れ，膿状の目やにが多く出て，光をまぶしがり，光を恐れ，涙が多いなどの症状が起こる。
◇停留した熱邪が肝胆に影響すると，邪が脈絡で鬱し（肝胆鬱熱＊），疏泄機能が失調し，弦脈大有力となる。
◇熱邪に化火した熱がさらに加わり，熱が非常に盛んになると毒と化し（熱毒為毒＊）毒邪が瞳に侵襲し，角膜が侵蝕され（侵蝕黒睛＊），角膜の潰瘍が起こる。
◇肝胆鬱熱から肝胆経脈の経気循行に影響し経気の流れがスムーズでなくなり（経気不利＊），経脈の走行部位の前額部および両頬部に脹痛が起こる。
◇肝胆鬱熱の邪熱によって津液が灼かれ損傷する（灼傷津液＊）と，唇が赤く，乾燥し，便が少し乾燥し，尿量が少なく色が赤くなるなどの症状が起こる。
◇さらに津液の損傷は陰虚を引き起こし，陰虚から陽を抑制できず体内に虚熱が生じ（陰虚内熱＊）ると，午後に身体が熱くなる・のどは渇くが飲みたくない・紅舌・白苔となる。

症例63

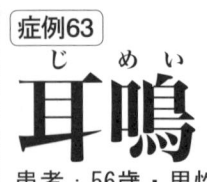

耳鳴（じめい）

患者：56歳・男性

症状

現症：耳鳴りが起こり数年になる。何年か前から耳鳴りが始まり，蝉の鳴くような音がし，過労時に悪化する。随伴症状は，頭がクラクラする・目眩・気分がイライラする・不眠・腰や膝がだるく力がない。

脈診：細数脈

舌診：紅舌・微黄苔

治療

弁証：腎陰虚

治則：滋補腎陰

取穴：腎兪 ┐
　　　三陰交 ┴─滋補腎陰・寧心安神
　　　聴会───疏経活絡聡耳

治療方法：毫針で補法を用いて刺針。毎日1回治療を行う。

治療経過：20回余りの針治療後，耳鳴りは消失した。

病因病機の分析

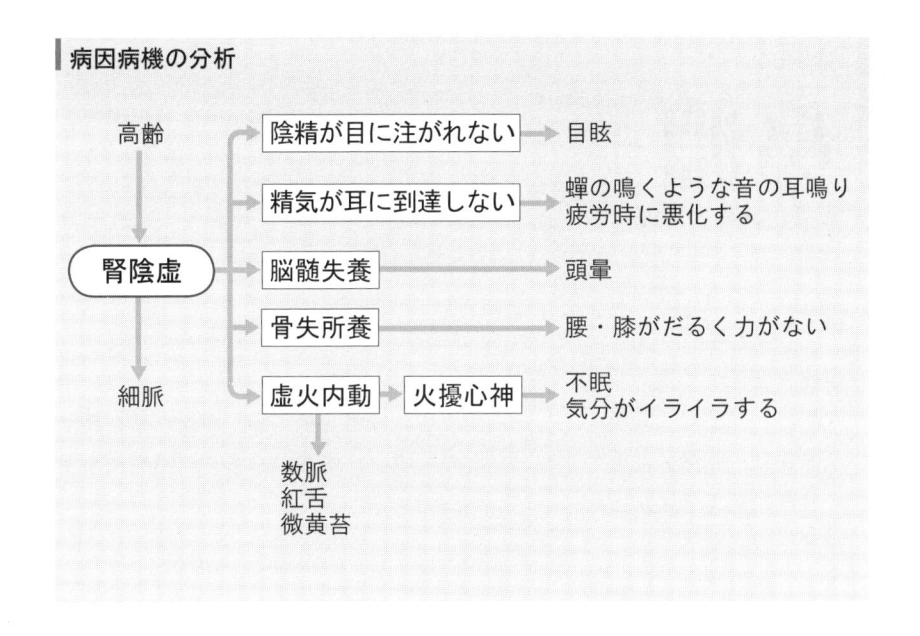

```
高齢
 ↓         ┌→ 陰精が目に注がれない  → 目眩
           │
           │→ 精気が耳に到達しない  → 蝉の鳴くような音の耳鳴り
           │                          疲労時に悪化する
腎陰虚 ─────┤
           │→ 脳髄失養              → 頭暈
           │
           │→ 骨失所養              → 腰・膝がだるく力がない
 ↓         │
細脈        └→ 虚火内動 → 火擾心神 → 不眠
                                     気分がイライラする
                 ↓
               数脈
               紅舌
               微黄苔
```

図の説明	◇高齢から精血が不足し，腎陰虚*となり，細脈となる。
	◇陰の不足から陰精が目に注がれず，目眩が起こる。
	◇腎陰虚により精気が耳に到達できないと，耳が滋養されず，蝉の鳴くような音の耳鳴りが起こり，疲労時にはさらに悪化する。
	◇腎陰虚により精血・脳髄はともに不足し，脳髄が栄養不足状態になり（脳髄失養*），頭暈（頭がクラクラする）が起こる。
	◇腰は腎の府であり，膝は骨に属す。腎は骨を主っているために，腎虚から骨失所養*となり，腰・膝がだるく力がない症状が出る。
	◇腎陰が虚すと，腎陽を抑えられず，腎陽が相対的に亢じて虚火が生じる（虚火内動*）。虚火により数脈・紅舌・微黄苔となる。
	◇虚火が上擾し心神に影響する（火擾心神*）と，不眠・気分のイライラが起こる。

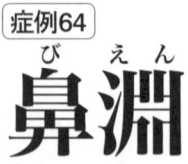

症例64
鼻淵（アレルギー性鼻炎）
患者：38歳・女性

症状

現症：発作性の鼻水・鼻づまりが起こるようになり5年経つ。この5年間は，頻繁に連続性のくしゃみが出て，鼻水・鼻づまりが起こる。随伴症状は，頭痛・軽度の悪寒・軽度の悪風・汗が多い。多くの治療法を受けたが効果はなかった。
脈診：浮弱脈
舌診：薄白潤苔

治療

弁証：衛気虧虚・風寒阻竅
治則：補益肺衛・散寒開竅
取穴：肺兪——補益肺衛・散寒開竅
治療方法：棒灸で温和灸〔棒灸を経穴に近づけ，温める〕治療を毎日2回行う。
治療経過：灸治療を4日間行った後，症状は大きく軽減された。さらに連続して4日間の治療を行い治癒した。3年間，経過観察したが再発していない。

病因病機の分析

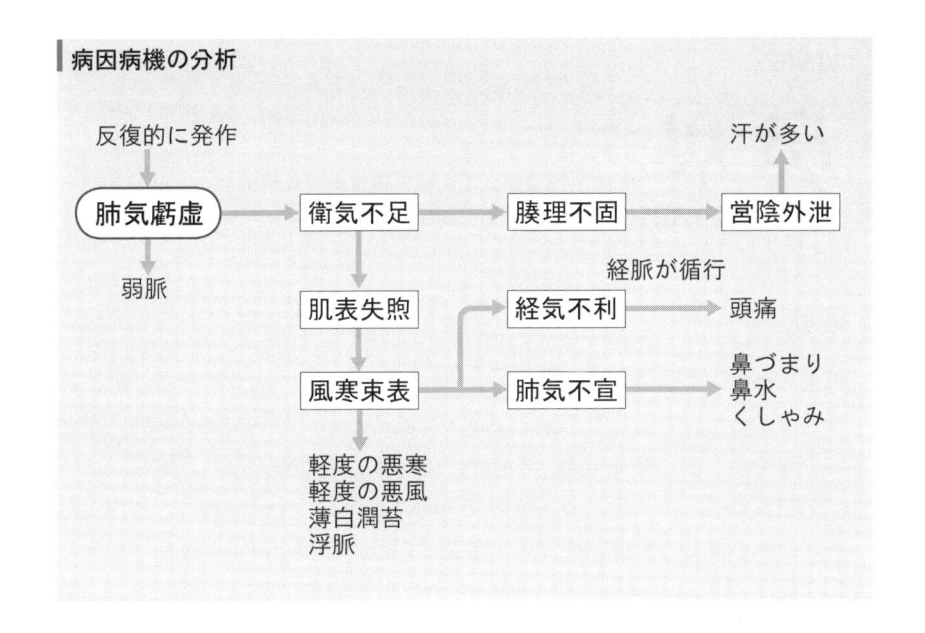

```
反復的に発作
    ↓
[肺気虧虚] → [衛気不足] → [腠理不固] → [営陰外泄] → 汗が多い
    ↓              ↓
   弱脈         [肌表失煦]
                  ↓           経脈が循行
               [風寒束表] → [経気不利] → 頭痛
                  ↓       → [肺気不宣] → 鼻づまり
            軽度の悪寒                    鼻水
            軽度の悪風                    くしゃみ
            薄白潤苔
            浮脈
```

図の説明	◇長期間，反復的に発作が起こったことが肺気を消耗し，肺気虚になり（肺気虧虚*），弱脈を示す。
	◇気虚のために衛気が不足すると衛外不固*となり腠理が緩み体表を固摂できなくなり（腠理不固*），営陰外泄*し，汗が多くなる。
	◇衛気不足から肌表が温煦されず（肌表失煦*），風寒が合わさり肌表を侵襲する（風寒束表*）と，軽度の悪寒・軽度の悪風が起こり，薄白潤苔・浮脈となる。
	◇風寒の邪が肺気に影響し肺の宣発機能が失調する（肺気不宣*）と，鼻水・鼻づまり・くしゃみが起こる。
	◇風寒の邪が経脈の経気循行に影響し経気不利*を起こすと，清陽が頭部に昇れなくなり，頭痛が起こる。

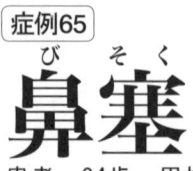

症例65
鼻塞（びそく）（鼻腔慢性潰瘍，手術前は慢性肥厚性鼻炎）
患者：24歳・男性

症状

現症：鼻腔内が灼けるように痛むようになり4年余りとなる。4年前，鼻腔閉鎖の治療を受けたが無効であったため，レーザーによる鼻腔内手術を受けた。その後4年間，鼻腔内が灼けるように熱くなり，疼痛・乾燥・かさぶたができるなどの症状が反復的に起こる。随伴症状は，起床した際に血の混じった痰が出る・大便が乾燥している。ほかに長期間にわたり勉強が忙しく緊張状態も続いていたことから，記憶力の低下・耳鳴り・頭痛・眩暈・口が苦い・悪夢を多くみるなどの症状が起こった。

脈診：弦細脈

舌診：紅痩舌・少苔

治療

弁証：肺胃熱盛・陰虚陽亢

治則：清泄肺胃・滋陰潜陽

取穴：合谷・曲池 ── 清泄肺胃
　　　印堂・迎香 ── 清熱止痛
　　　太衝・太溪 ── 滋陰潜陽
　　　風池 ── 清頭目・通鼻竅

治療方法：毫針を用いて刺針，隔日に1回治療を行う。さらに鼻腔を水で洗浄する。

治療経過：2回の針治療後，耳鳴りは軽減し痰に血が混じらなくなった。患者が胸部の胸苦しさ・痛みを訴えたため，膻中・豊隆・足三里〔順気祛痰〕も加えて刺針。3回目の治療後，すべての症状は軽減したが起床時の痰は消失していない。5回の針治療後，すべての諸症状は消失した。1年間，経過観察したが再発していない。

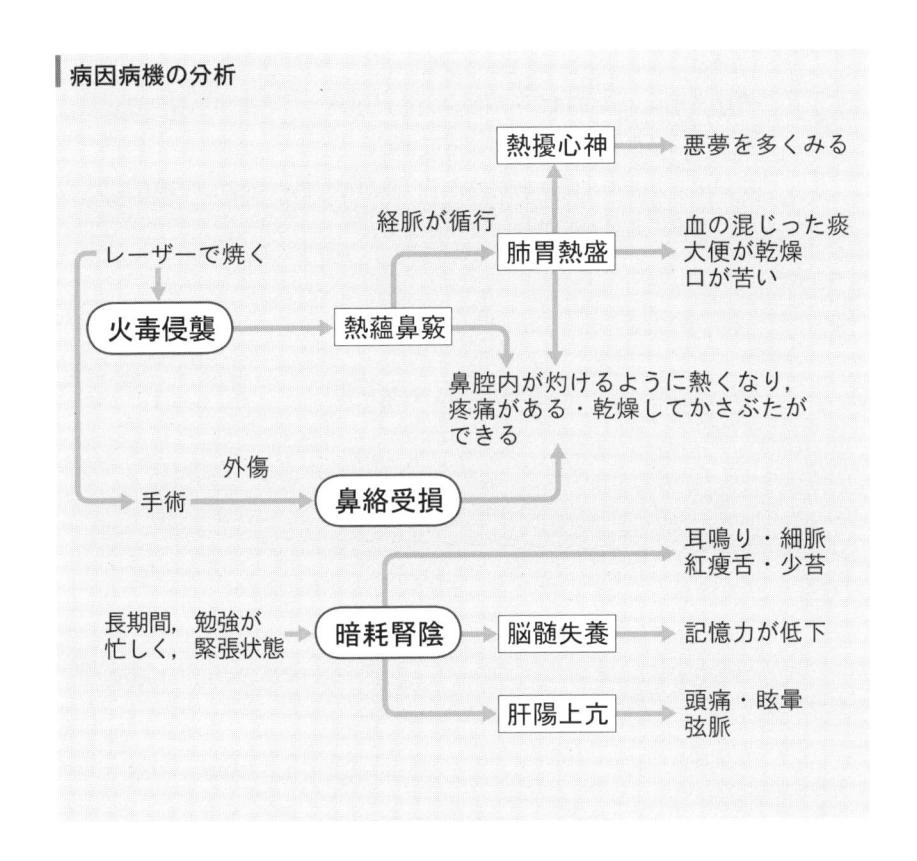

病因病機の分析

```
                          熱擾心神 → 悪夢を多くみる
                経脈が循行     
                          肺胃熱盛 → 血の混じった痰
   レーザーで焼く                    大便が乾燥
                                    口が苦い
   火毒侵襲 → 熱蘊鼻竅
                          鼻腔内が灼けるように熱くなり，
                          疼痛がある・乾燥してかさぶたが
                          できる
         外傷
   手術 → 鼻絡受損
                                    耳鳴り・細脈
                                    紅痩舌・少苔
   長期間，勉強が
   忙しく，緊張状態  暗耗腎陰 → 脳髄失養 → 記憶力が低下
                          肝陽上亢 → 頭痛・眩暈
                                    弦脈
```

| 図の説明 | ◇鼻腔内をレーザーで焼く手術を受けたことから，火毒が鼻腔に侵襲（火毒侵襲*）し，熱邪が鼻竅に結し，鬱積した（熱蘊鼻竅*）。熱蘊鼻竅が循行する肺経・胃経の経脈に熱邪が影響すると，肺胃で熱が盛んとなり（肺胃熱盛*），血の混じった痰・大便の乾燥・口が苦いなどの症状が起こる。 |

◇さらに熱邪が心神に上擾する（熱擾心神*）と，悪夢を多くみる。
◇熱蘊鼻竅・肺胃熱盛，さらにレーザー手術による外傷により鼻絡が損傷する（鼻絡受損*）と，鼻腔内が灼けるように熱くなり，疼痛，乾燥してかさぶたができるなどの症状が起こる。
◇長期間にわたり勉強が忙しく緊張状態も続いていたことから，次第に腎陰が消耗し（暗耗腎陰*），腎陰不足となり，耳鳴り・細脈・紅痩舌・少苔となる。
◇腎陰不足によって精血・脳髄はともに不足し，脳髄が栄養不足状態になり（脳髄失養*），記憶力が低下する。
◇陰が虚したために陽を抑制できず，陽が相対的に亢進し肝陽上亢*となり，頭痛・眩暈が起こり，弦脈となる。

症例66
口破（口腔内扁平苔癬）
患者：51歳・女性

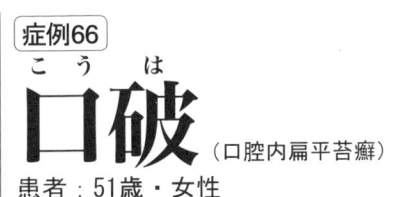

症状

現症：口腔内粘膜に疼痛が起こるようになり半年となる。半年前，患者の夫が他界し，精神的に大きなショックを受けたことが原因で，口腔内粘膜に疼痛および違和感が起こった。随伴症状は，歯茎からの出血・のどは渇くが飲みたくない・力が出ない・便秘。閉経してすでに5年となる。

脈診：細渋弱脈

舌診：胖大舌・淡紫舌・薄苔

治療

弁証：気滞血瘀

治則：理気化瘀

取穴：耳穴

　　　肝　┐
　　　膈　┴──理気止痛

　　　脾　┐
　　　胃　┴──健脾益気

　　　口　　┐
　　　神門　┴──鎮静止痛

治療方法：王不留行を上記の耳穴に圧を加え押さえて貼る。

治療経過：1回の治療後，諸症状はすぐに緩解した。2回の治療後，口腔内の症状が消失し便通も正常になった。治療効果を安定させるために合計13回の治療を行った。1年間，経過観察したが再発していなかった。

病因病機の分析

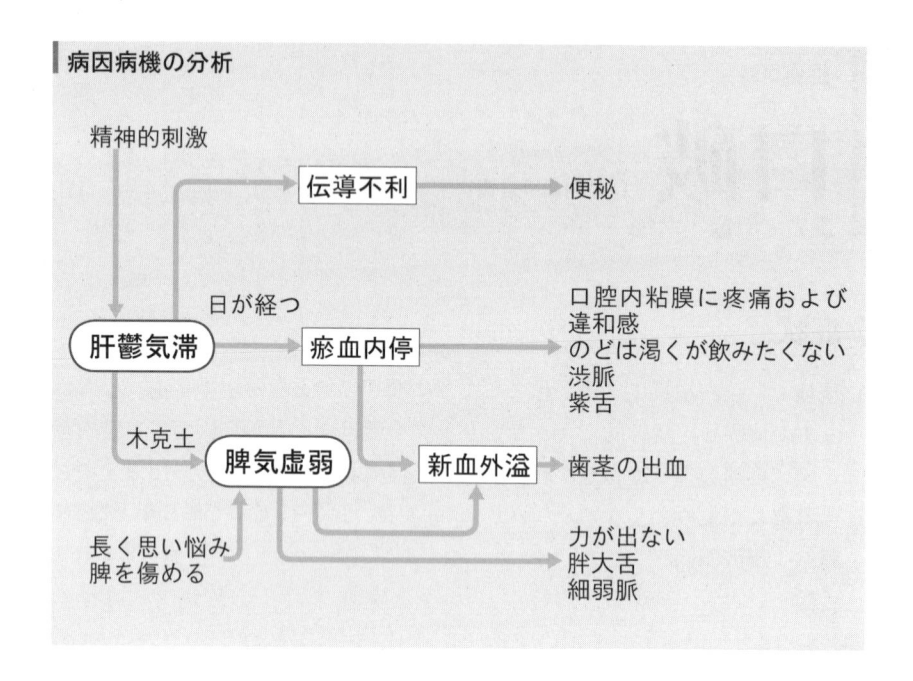

```
精神的刺激
  │
  ├──────────→ 伝導不利 ─→ 便秘
  │
  │    日が経つ              口腔内粘膜に疼痛および
  ↓                          違和感
肝鬱気滞 ──────→ 瘀血内停 ─→ のどは渇くが飲みたくない
  │                          渋脈
  │ 木克土                   紫舌
  │
  ↓
 脾気虚弱 ──→ 新血外溢 ─→ 歯茎の出血
  ↑
長く思い悩み                 力が出ない
脾を傷める                   胖大舌
                             細弱脈
```

図の説明	
	◇精神的に大きな刺激を受け情志が失調し肝鬱気滞*を起こすと，気機が失調し，大腸の伝導機能が失調し伝導不利*となり，便秘が起こる。
	◇肝鬱気滞が長期間改善されないと，凝滞した血が瘀血を生じる。瘀血が体内で停滞する（瘀血内停*）と，口腔内粘膜に疼痛および違和感・のどは渇くが飲みたくない・渋脈・紫舌などの症状が起こる。
	◇肝鬱気滞によって肝と脾の協調関係が失調すると，肝気が脾に影響する（木克土）。さらに長く思い悩むことで脾を傷めたことと重なり脾気虚弱*となり，力が出ない・胖大舌・細弱脈といった症状が起こる。
	◇瘀血が体内で停滞している（瘀血内停*）ことから血が脈絡を正常に流れず，さらに脾気虚弱のため脾の統血機能が失調し，新血が外へ溢れ出し（新血外溢*），歯茎の出血が起こる。

訳注一覧

〔ア行〕

暗耗腎陰（あんもうじんいん） 労神過多により，陰液が損傷消耗し，腎陰が暗耗した状態。暗耗とは，ひそかに消耗が進行するの意味。

胃火熾盛（いかしっせい） 偏食や過食により，脾胃を損傷し，胃中の実熱の邪気が化火し，火が激しく盛ん（熾盛）な状態。

胃気上逆（いきじょうぎゃく） 「胃気は降を主る」。傷食，あるいは痰湿などに阻滞されることが原因で胃が和降する機能を失い，胃気が逆に上る状態。

胃気不降（いきふこう） 胃失和降とも呼び，胃の通降する機能が阻害された病機。胃火衝逆・痰湿中阻・飲食不節が原因で引き起こされる。

胃気不足（いきふそく） 水穀の精微を受納し腐熟する胃の機能低下を指す。

胃経積熱（いけいせきねつ） 辛いもの・熱性のもの・濃厚なものの過食によって，胃熱証が引き起こり，胃経に熱が蓄積された状態。

胃失和降（いしつわこう） 胃気不降と同意。胃気不降を参照。

胃腸積熱（いちょうせきねつ） 邪熱に犯される，熱性食物の過食，あるいは熱性薬の過服用などにより，胃腸に熱が蓄積した状態。

胃納失常（いのうしつじょう） 「胃は受納を主る」。胃の機能が何らかの影響を受け，正常な水穀の受納機能が失調した状態。

胃納不佳（いのうふか） 「胃は受納を主る」。胃気が虚弱なために正常な水穀の受納ができない状態。

胃腑失和（いふしつわ） 飲食不節などが原因で，胃の通降する機能が阻害された病機。

胃不受納（いふじゅのう） 胃の受納機能が失調し，胃が正常に水穀を受納できなくなった状態。

胃不納穀（いふのうこく） 胃の受納機能が失調し，正常な水穀の受納ができない状態。

胃絡不和（いらくふわ） 熱邪の侵襲などで，胃，胃の大絡が損傷し，胃と大絡の機能が協調しない状態。

陰寒内盛（いんかんないせい） 陰寒とは陰邪に属する寒邪のことで，寒邪が裏（体内）

訳注一覧 177

		で旺盛な状態。
陰虚火旺	（いんきょかおう）	陰精が損耗し虚火が亢進する病理状態。
陰虚内熱	（いんきょないねつ）	体内の陰液の損耗過多によって現れる内熱証。五心煩熱・潮熱・盗汗・口乾などの症状が現れる。
引邪深入	（いんじゃしんにゅう）	邪が肌膚の深部にまで侵入した状態。
飲食不節	（いんしょくふせつ）	飲食の不摂生。
陰盛傷陽	（いんせいしょうよう）	陰寒が内盛することにより，陽気を損傷し，陽気が衰弱した状態。陰寒内盛を参照。
陰陽失調	（いんようしっちょう）	陰と陽が平衡協調を失った状態。陰と陽が盛，あるいは衰に偏る病証。このために気血は乱れ，臓腑機能も正常に機能しない。
陰陽偏頗	（いんようへんぱ）	陰陽の平衡協調が失われ（陰陽失調），陰陽の偏盛，偏衰が極端にどちらかに偏りすぎた状態。
鬱久化火	（うつきゅうかか）	情志が抑鬱状態となり，長期にわたり鬱することで加熱し，鬱火を生じた状態。肝鬱化火。
鬱久化熱	（うつきゅうかねつ）	陽気が鬱する・情志の抑鬱状態などが，長期にわたることで化熱した状態。
鬱而化熱	（うつじかねつ）	鬱して化熱すること。
右病及左	（うびょうきゅうさ）	病が長引くと右側の病状が左側にも及ぶ。
運化失職	（うんかしっしょく）	運化無権と同意。運化無権を参照。
運化無権	（うんかむけん）	脾胃の虚弱などから，水穀の消化と輸送，さらに水穀の精微と水湿の運化機能が失調した状態。
営陰外泄	（えいいんがいせつ）	衛気の不足から，営陰と衛陽の協調作用が失調し，皮膚の固密作用が失調し弛緩する。また，汗腺の開閉不調などによって，汗が外泄する。
営衛虚弱	（えいえきょじゃく）	営血は五臓六腑や身体全体を養う。衛陽は外邪の侵入を防衛する。営血と衛陽がともに虚弱な状態。
営衛不和	（えいえふわ）	営気（陰）は五臓六腑を養い，汗の基礎物質でもある。衛気（陽）は皮膚を養い，外邪の侵入を防衛する。営気と衛気は互いに協調し，平衡を保っているが，外邪の侵入や久病などで平衡が崩れた状態。
営血虧損	（えいけつきそん）	営気と血，すなわち血液の不足。
衛外不固	（えがいふこ）	衛気の「皮毛を主る」機能が低下し，体表を守り固める衛気が不足するため，腠理が緩み外邪の侵入を防げ

		ない状態。
衛気不固	（えきふこ）	表気不固とも呼ぶ。体表を保護し外邪の侵入を防御する衛気が虚弱なために固摂機能が失調し，体表を防御できない状態。
衛気不足	（えきふそく）	衛気は人体の陽気の一種で体表を外邪から守り，固めている。肺気虚などによって衛気が不足すると，衛気の「皮毛を主る」機能が低下し，腠理が緩み外邪の侵入を防衛できない。
横逆犯胃	（おうぎゃくはんい）	鬱結した肝気が横逆し，胃を犯した状態。
横竄経絡	（おうざんけいらく）	邪が経脈を逃げ回り，いたるところで気血の疏通を妨げる状態。
瘀血	（おけつ）	血液が瘀滞することにより形成される一種の病邪，もしくは引き起こされる病症。
瘀血阻絡	（おけつそらく）	気機が鬱滞して血行が阻滞し瘀血を形成し脈絡に阻滞した状態。
瘀血内結	（おけつないけつ）	気機が失調し，血が凝滞すると瘀血を形成する。瘀血が脈絡に内結した状態。
瘀血内停	（おけつないてい）	血液が瘀滞することにより形成された瘀血が，その後，体内で停滞している状態。
瘀阻更甚	（おそこうじん）	すでに気滞などから瘀血が生成され，そこに気虚症状が加わり，気の推動作用の低下で瘀血の阻滞症状がさらに悪化する。
瘀阻胞宮	（おそほうきゅう）	胞宮とは子宮・卵巣を指し，瘀血が胞宮に阻滞した状態。

〔カ行〕

外感風寒	（がいかんふうかん）	六淫の外邪である風寒の邪を感受した病証。
外感風熱	（がいかんふうねつ）	六淫外邪である風熱の邪を感受した病証。
外湿相加	（がいしつそうか）	湿には「外湿」と「内湿」があり，内外の湿邪は結合しやすい。内因として内湿がある状態に，外因である外湿が互いに結した状態。
下元虚憊	（かげんきょはい）	腎陽虚衰とも呼び，重度の腎陽虚（腎陽が過度に虚損し，腎陽の温煦・気化機能が失調）の状態。
化源不足	（かげんふそく）	後天の源である脾胃が虚弱なために気血の生化が不足している状態。

火邪傷陰（かじゃしょういん）	火邪は熱邪の一種であり，灼熱性があり，津液を傷り，陰液を損傷する。
火擾心神（かじょうしんしん）	「心は神明を主る」。心神の神とは神明（精神・意識・思惟活動）を意味する。心神が上昇した火邪に擾動された（乱された）状態。
火擾精室（かじょうせいしつ）	腎陰虚で生じた虚火が精室を乱した状態。
化生湿熱（かせいしつねつ）	気血の流れが鬱滞し，湿熱が生化された状態。
火毒侵襲（かどくしんしゅう）	毒とは発病性が強く，除去しにくい病邪を指す。火邪と毒邪が合し，身体や臓器を侵襲した状態。
化熱入裏（かねつにゅうり）	風寒の邪が表に侵襲し，その後，化熱し裏に入った状態。
寒為陰邪（かんいいんじゃ）	寒邪の性質は，陰に属しており，陰邪は臓腑の気化機能を阻滞する。
肝胃鬱熱（かんいうつねつ）	肝気が鬱滞し火化し，さらに脾胃に横逆し，肝胃に熱が鬱滞した状態。
肝鬱気滞（かんうつきたい）	「肝は疏泄を主る」。肝は気機を伸びやかにして調和させる作用があるが，情志の乱れなどでこの機能が失調すると出現する。
肝旺犯胃（かんおうはんい）	旺盛な肝気が虚弱な脾胃に影響すると肝胃が通利せず消化機能が乱れ，嘔吐・げっぷ等を発症する。五行学説の木（肝）乗土（脾胃）の状態。
肝火擾心（かんかじょうしん）	肝鬱気滞が長期化すると，鬱久化火（鬱久化火を参照）する。生じた気火が上逆し，上炎された火が心神を上擾（かき乱す）した状態。
肝気鬱結（かんきうっけつ）	「肝は疏泄を主る」。肝の疏泄機能は，気機を伸びやかにし，調和しているが，なんらかの原因で，疏泄機能が失調し，肝気が鬱結した状態。
肝気犯胃（かんきはんい）	鬱結した肝気が横逆し，胃を犯した状態。木克土を参照。
肝気不舒（かんきふじょ）	情志が鬱結したために肝気が伸びやかでなくなり，疏通暢達の機能が失調した状態。
寒凝気結（かんぎょうきけつ）	寒邪は陰邪で凝滞と収縮の性質をもち，陽気を傷害しやすく，気が気滞を起こし，気が内結した状態。気滞＝気結。
寒凝気滞（かんぎょうきたい）	寒邪は陰邪で凝滞と収縮の性質をもち，陽気を傷害しやすく，気の流通が渋滞し，気滞が生じる病理機序。

寒凝筋脈（かんぎょうきんみゃく）	寒邪は陰邪で凝滞と収縮の性質をもち，寒邪が，筋肉・脈絡に集まり凝滞した状態。
寒凝血滞（かんぎょうけったい）	寒邪が侵入し，さらに寒邪が凝聚し，血の流れが停滞した状態。
肝経不暢（かんけいふちょう）	暢とは，滞りがないという意味で，経気が鬱結・鬱滞し，肝経の経気が流暢でない状態。
寒湿凝滞（かんしつぎょうたい）	寒邪は陰邪で凝滞と収縮の性質をもち，陽気を損傷しやすい。湿邪は陰邪で重濁と粘膩の性質をもち，気の運行を阻滞させる。寒邪と湿邪が互いに結し，体内で凝滞した状態。
肝失条達（かんしつじょうたつ）	条達とは，疏通する，のびのびするという意味で，肝の条達が失われれば，肝気は疏暢通達できなくなる。
肝失疏泄（かんしつそせつ）	「肝は疏泄を主る」。肝の疏（疏通）泄（発散・昇発）機能が失調した状態。
寒湿内襲（かんしつないしゅう）	寒邪と湿邪が互いに結し，体内部である経絡や臓腑を侵襲した状態。
寒邪（かんじゃ）	六淫の1つである寒邪は陰に属し陽気を損傷しやすい。
寒邪損陽（かんじゃそんよう）	陰邪である寒邪が，陽気を損傷させた状態。
寒邪入絡（かんじゃにゅうらく）	寒邪が脈絡に侵入した状態。
寒主収引（かんしゅしゅういん）	寒の性質には収引性と凝滞性がある。収引性とは，経絡や筋脈を収縮させて気血の流れを阻害することをいう。
汗出不透（かんしゅつふとう）	汗が肌膚の外へ出られない状態。不透とは気密が高く通さないという意味。
寒傷陽気（かんしょうようき）	陰邪である寒邪が，陽気を損傷した状態。
肝腎陰虧（かんじんいんき）	肝腎陰虚と同意。肝腎陰虚を参照。
肝腎陰虚（かんじんいんきょ）	肝陰と腎陰がともに虚損し，陰虚内熱が生じて出現する病証。
肝腎虧損（かんじんきそん）	肝腎陰虚と同意。肝腎陰虚を参照。
肝腎水虧（かんじんすいき）	肝腎陰虚と同意。肝腎陰虚を参照。
寒滞腸腑（かんたいちょうふ）	寒邪が大腸・小腸・六腑に凝滞した状態。
肝胆鬱火（かんたんうつか）	火邪が肝胆の脈絡で鬱し，肝胆の疏泄機能が失調した状態。
肝胆鬱熱（かんたんうつねつ）	「肝は胆に合す」。肝と胆とは互いに連絡し影響し合っている。熱邪が肝胆の脈絡で鬱し，肝胆の疏泄機能が

		失調した状態。
肝胆火旺	（かんたんかおう）	「肝は胆に合す」。肝と胆とは互いに連絡し影響し合っており，肝気鬱血が長く続いて化火し，肝胆の気火が旺盛になった状態。
肝胆湿熱	（かんたんしつねつ）	湿熱の邪が肝胆に鬱積（蘊結）し，肝胆の疏泄機能が失調して出現する病証。
肝風内動	（かんぷうないどう）	肝の機能失調により起こる動揺・眩暈・痙攣などの内風の症状。外感の風邪ではなく，肝陽化風・熱極生風・血虚生風によって起こる。風邪のもつ動の性質から起こる病証。
肝木克土	（かんもくこくど）	木克土と同意。木克土を参照。
肝陽上亢	（かんようじょうこう）	肝腎陰虚のために肝陰が肝陽を抑制できなくなり，肝陽が上にあがって出現する病証。
気鬱化熱	（きうつかねつ）	寒邪などの侵入を受け，気機が鬱滞すると熱化し，熱証が現れる。発熱症状が起こる。
気鬱血停	（きうつけつてい）	気機が鬱滞し，気がスムーズに流れなくなり，血が推動されず停滞した状態。
気化失職	（きかしっしょく）	気化無権と同意。気化無権を参照。
気化無権	（きかむけん）	気化機能が失調した状態。気化とは気の化生と人体内の運動変化，臓腑の気の昇降，気血の輸布運行などを指す。
気機鬱滞	（ききうったい）	気機が鬱滞して経気が通じない状態。軽症では脹悶，重症では疼痛となる。
気機逆乱	（よききゃくらん）	気機の逆乱すなわち気逆を指す。気の機能活動である昇降出入のなかで，特に昇降機能が失調し，気が上逆し気機が乱れた状態。
気機失調	（ききしっちょう）	気の機能活動である昇降出入が失調すること。すなわち臓腑の機能活動の失調。
気機阻滞	（ききそたい）	気の機能活動が阻害・鬱滞し，流れない状態。
気機痺阻	（ききひそ）	気機が麻痺したかのように，気の機能活動が鬱滞し，阻害され通じないこと。
気機不暢	（ききふちょう）	気の機能活動，すなわち臓腑の機能活動が失調し，気血がスムーズに流れない状態。
気機不利	（ききふり）	気の機能活動，すなわち臓腑の機能活動の失調。通常，

	臓腑が行う気化の過程で，清昇降濁機能の失調を指す。
気虚血瘀（ききょけつお）	気虚のために気機が失調し，血の流れが阻滞され瘀血を形成した状態。
気虚血弱（ききょけつじゃく）	脾胃の生化不足から，生体の元気・血が虚損した状態。
気血運化失調（きけつうんかしっちょう）	脾の運化機能の失調，または邪が経脈を阻害し，正常な気血の運化が失調した状態。
気血虧耗（きけつきもう）	何らかの原因で気血が過度に消耗し，虧損（不足）した状態。
気血生化無権（きけつせいかむけん）	脾胃の虚弱から，脾胃の機能が失調し，気血の生化ができない状態。
気血不和（きけつふわ）	「気は血を生み」「血は気を養う」「気為血之帥」（気は血の師なり），「血為気之母」（血は気の母なり）。気と血は相互依存している。このような気血の相互協調関係が失調した状態。
気血閉阻（きけつへいそ）	脈絡が閉ざされ阻滞し，気血が脈絡を暢通できない状態。
気血壅遏（きけつようあつ）	気血の流れが抑えられ，さらに気血の流れを壅（塞）いだ状態。
気血壅滞（きけつようたい）	気血が阻滞されることにより，気血の流れが壅（塞）がれた状態。
気血両虧（きけつりょうき）	気虚と血虚が同時に存在する証候を指し，体の弱い人を指す。気と血は互い密接に関係しており，たんなる気虚や血虚も症状が進行すると気血両虧に発展しやすい。
気失所載（きしつしょさい）	「気為血之帥」（気は血の師なり），「血為気之母」（血は気の母なり）。気と血は相互依存している。何らかの原因で気を運ぶ母体である血が不足して，気を載せるべき血を失った状態。
気聚咽喉（きしゅういんこう）	気機が阻滞し，気がスムーズに流れなくなり，咽喉部に気が集まり，気滞を起こした状態。
気聚胸中（きしゅうきょうちゅう）	気機が阻滞し，気がスムーズに流れなくなり，胸部に気が集まり，気滞を起こした状態。
気阻下焦（きそげしょう）	「下焦は出を主る」。下焦とは，腎・膀胱・大腸・小腸を指す。下焦の気機が阻滞し，気がスムーズに流れなくなり，排泄などの気化作用を失調させた状態。
・気阻清竅（きそせいきょう）	清竅とは七竅とも呼ばれ，頭面部の五官，すなわち7

個の孔竅を指す。気機が阻滞し，清竅の清陽が通じない状態。

気阻絡瘀（きそらくお）　気の流れが阻害され，血が脈絡で瘀滞した状態。

気滞瘀血（きたいおけつ）　体内の気の運行が滞り，鬱滞することを気滞と称し，気滞が起こると正常に血を推動することができなくなり，瘀血が出現する。

肌肉失養（きにくしつよう）　気血の生化不足などにより，筋肉・皮膚が滋養されない。

肌表失煦（きひょうしつく）　衛気不足から，衛陽の温煦作用が失調し，体表の肌肉が温養されない状態。

久病気虚（きゅうびょうききょ）　長い間，病が治らないと気が消耗し，気虚症状を引き起こす。

久病傷腎（きゅうびょうしょうじん）　久病とは長期間の病気。病気が長引くと最終的に腎に影響し，腎を損傷する。

胸陽失展（きょうようしつてん）　胸部の陽気が，上焦の血脈に十分に通じず，伸び広がれない状態。

胸陽不振（きょうようふしん）　胸部の陽気が衰弱し，上焦の血脈が十分に通じていない状態。

胸陽不展（きょうようふてん）　胸陽失展と同意。胸陽失展を参照。

虚火上炎（きょかじょうえん）　肝腎の陰が欠損し，水が火を制御できなくなり虚火が上昇する病変。

虚火内動（きょかないどう）　陰精の不足から，陽気を制御できず，陽は火（虚火）へと変化し，内動した状態。

肌膚失濡（きりょしつじゅ）　津液・血が不足し，肌膚が滋濡されず，肌膚の潤いが失われた状態。

筋骨衰頽（きんこつすいたい）　筋は筋健を指し，骨は全身の骨格を指す。骨や骨関節に付着している筋健・骨がともに衰退した状態。

筋脈失養（きんみゃくしつよう）　気滞などが原因となり，気血の流れが滞り，筋肉・脈絡が気血による滋養を失った状態。

君相火動（くんそうかどう）　君火（心火）・相火（命門）が協働し合って臓腑を温陽しているが，異常が生じ，君火・相火が亢進し，妄動を起こした状態。

経気不通（けいきふつう）　経気とは脈気とも呼び，経絡・脈絡の気を指す。経脈の中を運行している経気が何らかの原因で通じなくなった状態。

経気不利（けいきふり）	経脈・絡脈の中を運行している経気（正気）の流れがスムーズではない状態。
経筋受損（けいきんじゅそん）	気血の流通経路である経脈，さらに周囲の筋肉が損傷を受けた状態。
経血不足（けいけつふそく）	衝任失調から，衝脈・任脈が気血の補充を十分に受けられず，経血が不足した状態。
経行不暢（けいこうふちょう）	情志が乱され気機が失調，あるいは六淫の病邪などが原因で衝脈，気血の運行が不暢なために任脈が阻害され，月経の経血が滞った状態。
血為寒凝（けついかんぎょう）	寒は凝滞と収縮の性質をもち，陽気を損傷しやすい。寒が気の流通を渋滞させ，血の流れが凝滞した状態。
血瘀（けつお）	体内の血液が気虚・気滞・血寒・血熱および外傷などで凝滞し，生理機能を十分に果せなくなった状態にある血液，およびそれによって起こる諸病症。
血瘀気滞（けつおきたい）	気滞瘀血と同意。気滞瘀血を参照。
血瘀胞宮（けつおほうきゅう）	瘀阻胞宮と同意。瘀阻胞宮を参照。
血海空虚（けっかいくうきょ）	「衝は血海たり」。血海とは衝脈を指す。気血生化の源である脾胃が虚弱で衝脈が気血の補充を受けられず血海が空虚（中が空）になった状態。
血海失充（けっかいしつじゅう）	「衝は血海たり」。血海とは衝脈を指し，衝脈が気血の補充を十分に受けられず失養した状態。
血海不充（けっかいふじゅう）	血海失充と同意。血海失充を参照。
血虚（けっきょ）	血液の不足により出現する病証。症状としては，顔面蒼白・唇の色が淡い・眩暈・目がかすむ・動悸・不眠など。
血行不暢（けっこうふちょう）	肝の疏泄機能が失調し，気滞を起こし，気が血を推動できないために血の流れが滞った状態。
血分鬱熱（けつぶんうつねつ）	血分に侵入した熱邪が，長期間，内陥し，熱邪が血分に鬱滞した状態
血脈空虚（けつみゃくくうきょ）	気血の不足から，血脈を運行する気血の流れが虚弱となり空虚な状態。
血脈不通（けつみゃくふつう）	気血運行の通路である血脈が通じない状態。
解表発汗（げひょうはっかん）	辛散解表作用の薬物を用いて，発汗させ，表証（病邪が表層の浅い部位にある証候）を解除する方法。
口舌失濡（こうぜつしつじゅ）	腎陰虚などが影響し，陰血が不足し，口内や舌が潤養

されず，口内の水分が失われた状態。
後天生化無源（こうてんせいかむげん）精気不足から後天の源である脾胃が機能せず，気血の生化ができない状態。
骨失充養（こつしつじゅうよう）「腎は骨を主る」。骨とは骨格を指し，腎が虚弱になると骨髄が充満せず，骨は骨髄の滋養を失う。
骨失所養（こつしつしょよう）「腎は骨を主る」。骨とは骨格を指す。腎陰虚になると腎精から骨髄が化生されず，骨は骨髄からの充養を失う。

〔サ行〕

四肢失養（しししつよう）脾胃虚弱のために気血の生化不足・運化機能の低下を招き四肢が滋養されない。
肢端失養（したんしつよう）上肢・下肢の先端まで，気血が到達せず，四肢の末端が滋養されない状態。
湿困脾陽（しつこんひよう）湿邪によって脾の運化機能が阻害され，失調した状態。
湿阻下焦（しつそげしょう）下焦とは，腎・膀胱・大腸・小腸を指す。湿邪が膀胱に阻滞し，膀胱の気化作用を失調させた状態。
湿濁内盛（しつだくないせい）脾の運化機能が失調し，湿気が旺盛に内生した状態。
湿停化熱（しつていかねつ）脾の運化作用が失調し，湿邪が停滞する状態が長期化すると化熱する。
湿停醸痰（しつていじょうたん）「脾は生痰の源」。脾の運化機能が失調し，湿濁の内停が長期化すると痰を醸造する。
湿停痰生（しつていたんせい）「脾は生痰の源」。脾の運化機能が失調し，湿濁の内停が長期化すると痰を生成する。
湿毒内侵（しつどくないしん）毒とは発病性が強く，除去しにくい病邪を指す。湿毒とは湿が長期にわたり鬱積し，毒となった状態。湿毒が体内の臓器などを侵襲した状態。
湿熱羈留（しつねつきりゅう）湿邪と熱邪が互いに拘束し，停留した状態。
湿熱相蒸（しつねつそうじょう）湿邪・熱邪が互いに生じ，燻蒸した状態。
湿熱中阻（しつねつちゅうそ）湿熱の邪が，中焦すなわち脾胃に阻滞した状態。
邪鬱化熱（じゃうつかねつ）寒邪などの邪気が裏に入り，鬱滞すると熱化し，熱証が現れる。例えば発熱がある。
邪火壅盛（じゃかようせい）火邪が体内で壅（塞）いだことで，さらに火邪が盛んになった状態。
灼傷津液（しゃくしょうしんえき）熱邪に津液を焼灼（焼かれ）され，津液が損傷した

		状態。
灼傷津血	（しゃくしょうしんけつ）	熱邪によって津液・血を焼灼（焼かれ）され，津液・血が損傷した状態。
邪入未深	（じゃにゅうみしん）	邪が肌膚の深部までは，侵入していない状態。
邪熱蒸騰	（じゃねつじょうとう）	「騰」とは一挙にという意味で，熱邪が一挙に燻蒸し，上昇した状態。
邪熱犯胃	（じゃねつはんい）	辛燥温熱品の過食により，邪熱が胃を犯し，胃熱が旺盛になった状態。
邪壅脈絡	（じゃようみゃくらく）	邪が気血の流れる脈絡を壅（塞）いだ状態。
聚湿生痰	（しゅうしつせいたん）	脾が正常な運化機能を失うと，津液が輸布できなくなり湿が内盛となり，さらにその湿が集まり痰濁を生成する。
襲肺	（しゅうはい）	肺に侵襲すること。
受納失職	（じゅのうしつしょく）	胃の水穀を受け入れ収容する受納機能が失調した状態。
春寒肝旺	（しゅんかんかんおう）	「春陽上昇とともに潜気発散し，天地の間に万物みな発生する」。春，肝が気の発陳を受けて，旺盛になりすぎる状態。
循経客于胃腑	（じゅんけいきゃくういふ）	寒邪が経絡にしたがい胃腑に侵入。
擾于清竅	（じょうせいきょう）	清竅に上擾すること。
蒸液外出	（じょうえきがいしゅつ）	内熱に陰液が薫蒸され，汗となって肌膚の外へ出る。
昇挙無権	（しょうきょむけん）	脾気が不足することにより，昇提作用が失調し，昇挙が無力となった状態。内臓下垂などの症状が起こる。
上攻頭目	（じょうこうとうもく）	熱邪・火邪などの邪気が上昇し，頭部・目を攻め各症状を引き起こす。
上擾心神	（じょうじょうしんしん）	心神の神とは神明（精神・意識・思惟活動）を意味し，「心は神明を主る」。熱脾不運化邪が心神に上擾（上昇してかき乱す）し，神志が狂乱した状態。
上擾清竅	（じょうじょうせいきょう）	清竅とは七竅とも呼ばれ，頭面部の五官，すなわち7個の孔竅を指す。痰などの邪が清竅に上昇して上擾（かき乱す）された状態。
上擾清陽	（じょうじょうせいよう）	体内の軽く清い昇発の気，頭部の竅に向かう陽気である清陽が上擾（かき乱す）された状態。
情志抑鬱	（じょうしよくうつ）	精神活動が抑鬱され，肝の条達が失われた状態。
傷津耗気	（しょうしんもうき）	発熱・高熱による発汗などで，津液が損傷を受け，津

	液と気が消耗した状態。気には「津液を化生し運行する」機能があり，津液が損傷を受け続けると，化生に大きな負担がかかり，気が消耗する。
擾動心神（じょうどうしんしん）	心の「神明を主る」機能が，擾動された（乱れた）状態。
衝任虧虚（しょうにんききょ）	精血不足などから，子宮部の気血の調節をする衝脈・任脈が滋養されず虚損し，不足した状態。
衝任失調（しょうにんしっちょう）	腎気不足などの影響を受け，子宮部の気血の調節をする衝脈・任脈が充養されず失調した状態。
衝任不固（しょうにんふこ）	衝脈と任脈の月経・子宮出血・流産などを固摂する作用が失調した状態。
上蒙清竅（じょうもうせいきょう）	清竅とは七竅とも呼ばれ，頭面部の五官，すなわち7個の孔竅を指す。痰などの邪が清竅に上昇して閉塞（覆いかぶさる）した状態。
傷陽（しょうよう）	陰邪に属する寒邪に陽気を損傷された状態。
上壅心胸（じょうようしんきょう）	気鬱・瘀血，または痰などの邪が上行し心胸部の気機を壅（塞）いだ状態。
腎陰虧虚（じんいんききょ）	腎陰虚と同意。腎陰虚を参照。
腎陰虚（じんいんきょ）	腎陰が虚損し，臓腑や全身を滋養できずに出現する病証。
津液虧耗（しんえきききもう）	津液を消耗し，虚損した状態。
津液不布（しんえきふふ）	津液の気化作用が，失調し輸布されない状態。
心火亢盛（しんかこうせい）	感情が抑鬱され火化，あるいは辛熱性質のものを過食し，火が心神を上擾して起こる病証。
心火上炎（しんかじょうえん）	感情の抑鬱，六気の鬱滞，あるいは辛熱性質のものを過食して化火した火が心経を上昇した状態。症状は，不眠・心煩・舌に瘡が生じる。
心火内動（しんかないどう）	心火が亢進し，火熱から風邪を生じ（熱極生風），風邪のもつ動の性質から内動する病証。
心火偏亢（しんかへんこう）	腎陰が不足して心陰を滋養できなくなり，心陽を抑制できなくなり，心火が亢進した状態。
腎気虚弱（じんききょじゃく）	腎気が虚損した状態。生まれつき腎気が虚している，房労多産，あるいは久病で腎気が損傷され，腎気が虚弱になる。
腎気漸衰（じんきぜんすい）	加齢などにより，腎気がしだいに衰えていく状態。
腎気不固（じんきふこ）	腎気が虚衰し，精液・二便を固摂できない状態。尿の

	排尿時間が長い・尿失禁・滑精・白帯が多い・流産などの症状が現れる。
腎虚（じんきょ）	高齢・過労・長期的に病気の状態が続く・房事過多などが原因で，腎臓の精気が不足した状態。
腎虚精虧（じんきょせいき）	腎精虧虚と同意。腎精虧虚を参照。
新血外溢（しんけつがいいつ）	脈絡から生成されたばかりの新血が，外へ溢れだした病態。
心血虚（しんけっきょ）	心を養う血が不足して起こる病態。眩暈・顔面蒼白・動悸・不眠などの症候も現れる。
心血不足（しんけつふそく）	心血虚と同意。心血虚を参照。
神失所養（しんしつしょよう）	神が後天の精の充養を受けられない状態。神は先天の精より化生したもので，後天の精の充養を常に受け機能を維持している。
心失所養（しんしつしょよう）	気血の不足から，心血が不足し，心を滋養することができない状態。
侵蝕黒睛（しんしょくこくせい）	眼球の瞳（黒眼球）部分が熱邪の侵襲により，侵蝕され潰瘍を形成した状態。
心神失養（しんしんしつよう）	心血不足から心神が滋養されない状態。心神の神とは神明（精神・意識・思惟活動）を意味し，「心は神明を主る」ので心神失養では，動悸・心煩・不眠などが起こる。
心神不安（しんしんふあん）	心神の神とは神明（精神・意識・思惟活動）を意味し，「心は神明を主る」。心血不足から心神が滋養されず，心神が不安定な状態。症状としては動悸・心煩・不眠などが起こる。
心腎不交（しんじんふこう）	心火旺と腎陰虚の症候が同時にみられるもので，陰虚火旺の一種。心（火）の陽気が腎（水）の陰液を温養し，腎（水）の陰液が心（火）を滋養して陽気を抑制するなどの互いの協調関係を失った状態。
心神不寧（しんしんふねい）	肝腎の陰が欠損しているため，腎水が心火を制御できなくなり上炎した虚火が，心神を安らかに保てない状態。
腎精虧虚（じんせいききょ）	腎精とは，腎中にある精気のことで，先天の精，後天の精からなる。腎精が虚損し不足した状態。
腎精不足（じんせいふそく）	腎精は，父母から受け継いだ先天の精と，脾胃から化生した後天の精が含まれ，この腎精が不足した状態。

心脾両虚	（しんぴりょうきょ）	心血不足と脾気虚の症状が同時にみられる病証。心血虚・脾気虚を参照。
腎腑失温	（じんふしつおん）	「腰は腎の腑」。腎の屋敷は腰という意味。腎陽が虚損し腎のある腰部が温養されず冷えた状態。
腎不納気	（じんふのうき）	腎気が虚弱なため、肺気を摂取し受納することができない病機。
腎陽虚	（じんようきょ）	腎陽は人体の陽気の根本。腎陽が過度に虚損し、腎陽の温煦・気化機能が失調した状態。臨床上は、腎陽不足と腎虚水泛に分類する。
腎陽虚衰	（じんようきょすい）	下元虚憊と同意。下元虚憊を参照。
腎陽受損	（じんようじゅそん）	寒邪・湿邪などの邪によって、腎陽が損傷を受けたために、腎陽の温煦・気化機能が失調した状態。
髄海不充	（ずいかいふじゅう）	髄海とは脳を指し、髄海は、腎中の精気による充養が不足すると、髄海が滋養されず、脳の発育や機能に影響を与える。腎虚などの影響で髄海が不足するとめまいや耳鳴りが起こる。
髄海不足	（ずいかいふそく）	髄海とは脳を指し、腎虚などの影響で髄海が不足するとめまいや耳鳴りが起こる。
水穀相混	（すいこくそうこん）	大腸の伝導機能が失調し、水穀（飲食物）と糟粕（飲食物の消化吸収後に残る粕）が混じり合った状態。
水穀不運	（すいこくふうん）	水穀が、脾の運化機能失調のために消化・吸収および運化されない状態。
水湿停聚	（すいしつていしゅう）	脾の運化機能が失調し、水湿の運化ができず、水湿が集まり、停留している状態。
水湿停留	（すいしつていりゅう）	脾の運化機能が失調して、水湿が運化できず、停滞・停留している状態。
水湿内停	（すいしつないてい）	脾の運化機能が失調し、水湿が停滞し内盛している状態。
推動乏力	（すいどうぼうりき）	気虚のために、気が虚弱で血の推動作用をできない状態。
水不涵木	（すいふかんぼく）	涵は滋潤の意味。五行学説で水は腎、木は肝を指す。腎陰が肝を滋養できないために肝陰が不足した状態。
水不済火	（すいふさいか）	心陽は腎水を温め、腎陰は心火を潤す。陰陽水火の既済という協調関係が失調した状態。心腎不交を参照。
生化無源	（せいかむげん）	生化の源である脾胃が虚弱なために水穀精微が消化・吸収されない状態。

精血不足（せいけつふそく）	精とは精気，血とは血液を指す。先天の不足，後天の不足などから精血が不足した状態。
清濁不分（せいだくふぶん）	清とは，水穀の精微などの栄養物質。濁とは，胃が消化吸収した後の水液と廃用物。清を上昇させ，濁を下降させる機能が失調したために清，濁ともに排泄される状態。
正不勝邪（せいふしょうじゃ）	正気とは，人体の生命機能であり，人体の抵抗力，回復能力を指す。正気が病邪に勝てず，邪気が正気より勝っている状態。
清明失用（せいめいしつよう）	邪が清竅に影響し，目の視る作用が失調した状態。
清陽不昇（せいようふしょう）	体内の軽く清い昇発の陽気である清陽が上昇できない状態。水穀から生化される軽く清い陽気が正常に頭部・肌の表面・四肢を滋養することができない。多くは脾胃の気虚・陽虚が原因で清を上昇させ，濁を下降させる機能が失調したために起こる。
清陽不展（せいようふてん）	体内の軽く清い昇発の気，頭部の竅に向かう陽気である清陽が上へ伸び広がれない状態。
阻于咽喉（そいんこう）	咽喉を阻む。
臓腑失養（ぞうふしつよう）	臓腑とは五臓六腑を指し，腎陰が虚損して臓腑や全身を滋養できなくなり，臓腑が滋養を失った状態。
臓腑失和（ぞうふしつわ）	臓腑（五臓六腑）は経脈を通じて連絡し，生理機能を調和しているが，その調和が失調した状態。
腠理空虚（そうりくうきょ）	発汗などで腠理が緩む，あるいは衛陽が腠理を温養できないと，腠理が空虚となり外邪の侵入を防衛できない状態。
腠理不固（そうりふこ）	衛気の不足から衛気が虚して体表を固摂できず，皮膚の腠理が疏鬆になり，外邪が容易に侵入する病理状態。症状としては，感冒に罹りやすく，発病時に自汗・悪風などがみられる。
阻隔胃気（そかくいき）	胃気が隔てられ胃の通降する機能が阻害された状態。
阻塞清竅（そさいせいきょう）	清竅とは七竅とも呼ばれ，頭面部の五官，すなわち7個の孔竅を指す。痰などの邪が清竅を阻害し塞いだ状態。
疏泄失常（そせつしつじょう）	肝気が鬱滞，肝気が気滞を起こし，肝の疏（疏通）泄（発散・昇発）機能が失調した状態。

素体脾虚（そたいひきょ）	平素から脾虚体質。

〔タ行〕

帯脈虚損（たいみゃくきそん）	帯脈とは奇経八脈の1つで，人体の腰腹部を帯のように一周するように循行している。帯脈をめぐる気血が虚損した状態。
帯脈失約（たいみゃくしつやく）	帯脈とは奇経八脈の1つで，人体の腰腹部を帯のように一周するように循行している。帯脈の約束が失調すると，帯下が一定の量を維持できない。約束とは，ギュッと束ねて制限し，一定の範囲から出さないという意味。
濁陰不降（だくいんふこう）	濁陰とは清陽と相反する意味で，体内の重く濁った物質である濁陰が下降できない状態。水穀の栄養分と糟粕が正常に消化・吸収，さらに排泄されないこと。多くは脾胃の気虚・陽虚が原因で清を上昇させ，濁を下降させる機能が失調したために起こる。
濁気上逆（だくきじょうぎゃく）	胃の気機が失調し，胃気が和降できないために濁気が降りず，上逆した病機。
痰気交阻（たんきこうそ）	肝気が鬱結すると，気が結し，脾の運化機能が失調すると津液が輸布できなくなり痰を形成する。この痰と気が交わって，気機を阻んだ状態。
痰気互結（たんきごけつ）	脾が損傷すると気が結し，気結によって津液が輸布できなくなり，これが集まり痰を形成し，痰と気が互いに結した状態。例えば梅核気。
胆気上溢（たんきじょういつ）	肝の疏泄機能の失調によって胆気が経脈をめぐって上溢した状態。口が苦い症状が現れる。
痰湿内蘊（たんしつないうん）	脾胃虚弱により運化機能が失調し，痰湿が内生，あるいは水湿が内停して集まり，痰湿が内生した。内生した痰湿が蓄えられた状態。
痰湿内生（たんしつないせい）	脾胃の運化機能が失調し，水湿が内停して集まり，痰湿が内生した状態。
胆汁外溢（たんじゅうがいいつ）	胆から胆汁が外へ溢れだした病態。
中気下陥（ちゅうきげかん）	中気すなわち脾気が不足することにより昇提機能が無力となり下陥している状態。
中焦虚寒（ちゅうしょうきょかん）	中焦の陽気が衰え，寒凝気滞となり，脾の運化機能

が失調し腹が脹る・食欲の低下・腹が冷えて痛む・泥状便あるいは下痢・四肢の冷えなどの症状が起こる。さらに虚寒の症候がみられる。

中焦虚寒（ちゅうしょうきょかん）腎陽に脾が温煦されず，中焦すなわち，脾胃の陽気が虚衰し，寒が生じた状態。

腸失濡潤（ちょうしつじゅじゅん）腎陰虚などが影響し，陰血が不足し，腸腑が潤養されず，腸内が，水分・潤いを失った状態。

腸失潤下（ちょうしつじゅんか）陰血の不足などが原因で腸腑が潤養されず，腸内が潤いを失った状態。

天癸已竭（てんきいけつ）　天癸とは，腎中の精気によって化生し，腎中の精気が一定程度まで充満することにより生じる，生殖機能の成熟を来す物質。天癸が加齢などによりすでに尽きた状態。

伝導失常（でんどうしつじょう）「大腸は伝導を主る」。大腸の伝導機能が失調し，糟粕の運搬を統轄できない状態。

伝導不利（でんどうふり）　「大腸は伝導を主る」。大腸の伝導機能が失調し，糟粕の運搬の流れがスムーズではない状態。

伝導無力（でんどうむりょく）胃で消化された精微物質が，脾の運化機能によって全身に輸送され，小腸へ伝えられる残りの食物残渣が，伝導機能が無力なために腸で停滞している状態。

統摂無権（とうせつむけん）　脾は血液を統括する。脾気が虚弱なために，固摂作用・統血作用が失調した状態。

突受驚哧（とつじゅきょうかく）突然，驚愕刺激を受ける。

〔ナ行〕

内不得泄（ないふとくせつ）　疏（疏通）泄（発散，昇発）機能が失調し，体内から体外へ発散できない状態。

肉腐成癰（にくふせいよう）　肌肉が腐敗し，乳癰が生成された状態で，乳癰とは，乳房に発生する急性の化膿性疾患。

乳汁壅滞（にゅうじゅうようたい）乳房部の脈絡で気血が阻滞し，乳汁の分泌が壅（塞）がれた状態。

乳絡不暢（にゅうらくふちょう）暢とは，滞りがないという意味で，乳房部の脈絡を気血がスムーズに流れない状態。

熱蘊鼻竅（ねつうんびきょう）　頭面部の五官である鼻の孔竅に，熱邪が蘊結（鬱積）した状態。

熱灼皮毛（ねつしゃくひもう）	皮毛とは，体表の皮膚および皮膚表面の毫毛を指し，熱邪によって皮毛が灼（焼）かれた状態。
熱擾心神（ねつじょうしんしん）	心神の神とは神明（精神・意識・思惟活動）を意味し，「心は神明を主る」。心神が上昇した熱邪に擾動された（乱された）状態。症状は，動悸・心煩・不眠などが起こる。
熱傷乳絡（ねっしょうにゅうらく）	熱邪によって，乳房部の脈絡を損傷した状態。
熱盛為毒（ねっせいいどく）	毒とは発病性が強く，除去しにくい病邪を指す。熱邪が長期にわたり鬱積することで，熱邪がさらに旺盛になり，毒邪となる。
熱迫血分（ねつはくけつぶん）	熱邪が血分に迫り（迫血），熱邪が血分に侵入した状態。
熱泛肌表（ねつはんきひょう）	熱邪が肌膚の表面に泛濫した状態。
熱憂心神（ねつゆうしんしん）	熱邪が心神に影響し，精神が不安定になる状態。
熱憂神明（ねつゆうしんめい）	神とは神明（精神・意識・思惟活動）を意味し，熱邪が神明に影響し，精神が不安定になる状態。
年老腎虚（ねんろうじんきょ）	高齢が原因で，腎臓の精気が不足した状態。
脳髄空虚（のうずいくうきょ）	脳髄とは髄海を指し，腎虚などが原因で髄海が不足し，空虚になるとめまいや耳鳴りが起こる。
脳髄失養（のうずいしつよう）	腎陰が虚損して脳髄を滋養できなくなり，脳髄が滋養を失った状態。脳髄とは髄海を指し，髄海が空虚になると眩暈や耳鳴りが起こる。
脳怒傷肝（のうどしょうかん）	「怒は肝を傷る」。激しい怒りが継続すると肝気と気血は上逆する。

〔ハ行〕

肺胃熱盛（はいいねっせい）	久病のため陰液が損傷，あるいは熱邪の侵襲などにより，肺胃で熱邪が旺盛になった状態。
肺陰虚（はいいんきょ）	肺陰が消耗して燥熱の症候がみられる病証。多くは慢性の咳嗽または過労や慢性的な疲労により肺陰が消耗して起こる。
肺気虧虚（はいききょ）	肺気虚と同意。肺気虚を参照。
肺気虚（はいききょ）	肺気の虚弱，肺の陽気の不足。咳喘が長期にわたり続くことにより，肺気が消耗する，あるいは脾胃の虚弱

	から気の化生が不足するために肺気が虚損して生じる。呼吸器系の機能低下や咳嗽・呼吸困難および衛気虚の症候も現れる。
肺気不宣（はいきふせん）	外邪である風寒の邪の侵襲により，肺の「宣発」「粛降」の機能が失調した状態。症状としては，発熱・寒さを嫌う・鼻づまり・鼻水・くしゃみなどが起こる。
肺失清粛（はいしつせいしゅく）	肺の粛降機能が失調した状態。「粛降」とは清粛・清潔にする・下降する意味。自然界の清気を吸入し，肺が呼吸した清気と脾が運んできた津液や水穀の精微を下に向けて散布し，肺や呼吸道の異物を吐き出して，呼吸器を清潔に保っている。
肺失宣粛（はいしつせんしゅく）	病邪によって肺の宣散・粛降の機能が障害された病態で，実証あるいは虚実挟雑に相当する。
肺失宣発（はいしつせんぱつ）	肺の宣発機能が失調した状態。「肺は宣発を主る」。宣発とは宣布と発散という意味で，肺の気化によって体内の濁気を排出し，脾によって運ばれた津液や水穀の精微を全身に散布して皮毛まで運び，衛気を宣発する作用により，腠理の開閉を調節し，津液を汗として体外に排出する。
肺失通調（はいしつつうちょう）	邪によって肺の宣散粛降機能が阻害され，水道の通調作用が失調した状態。気が上逆して降下しないと水分代謝に悪影響を及ぼし，浮腫を生じる。
肺腎両虚（はいじんりょうきょ）	肺・腎がともに虚した病証。陽虚と陰虚に大別され，肺腎陽虚，肺腎陰虚がある。
発育遅緩（はついくちえん）	発育が遅い。
泛溢肌膚（はんいつきりょ）	水湿が肌膚に溢れ，泛濫した状態。
脾胃気虚（ひいききょ）	脾胃虚弱と同意。脾胃虚弱を参照。
脾胃虚弱（ひいきょじゃく）	脾胃気虚とも呼び，症状としては，元気がない・疲れやすい・言葉に力がない・息切れ・汗が出やすいなどの一般的な気虚の症状に，食欲不振・食後のもたれ・食事の量が少ない・軟便などの症状も伴う状態。
脾胃湿熱（ひいしつねつ）	湿困脾胃の症候に熱証が加わった病態。湿熱の邪が脾胃を侵犯し，脾の運化機能・胃の受納作用が失調し出現する。

脾胃昇降失常（ひいしょうこうしつじょう）	胃は食物を受納降濁し，小腸に送り，脾は運化昇清して栄養分を心肺へ送る。脾の運化機能が失調し，脾胃の昇降機能が正常に働かない状態。ゲップ・しゃっくりなどが現れる。
脾運失常（ひうんしつじょう）	脾運失職と同意。脾運失職を参照。
脾運失職（ひうんしっしょく）	脾虚のため正常な水液，水穀の運化機能が失調した状態。主な症状には，食欲不振・腹部膨満感・下痢・腸鳴など。
脾気虚（ひききょ）	脾気が不足した状態。水穀の消化吸収能力，栄養代謝の低下，さらに運化機能の低下から全身的な気虚の症候を引き起こす。
脾気虚弱（ひききょじゃく）	脾気虚と同意。脾気虚を参照。
脾気下陥（ひきげかん）	中気下陥と同意。中気下陥を参照。
日久傷陽（ひきゅうしょうよう）	陰邪に属する寒邪が侵入し，寒凝気滞を起こし，長期化することで，陽気が損傷された状態。
脾虚（ひきょ）	脾気の虚弱・脾陽不足より起こる各種の病証。消化不良・腹部の膨満感・腸鳴・消化不良性の下痢など。
脾虚生痰（ひきょせいたん）	「脾は生痰の源たり」。脾虚のため水湿を運化できず停滞すると痰を生成する。
脾失健運（ひしつけんうん）	脾虚のため正常な水液，水穀の運化機能が失調した状態。主な症状として，食欲不振・腹部膨満感・下痢・腸鳴などが現れる。
脾不運化水湿（ひふうんかすいしつ）	脾胃虚弱や，脾胃が受損したなどが原因となり，正常な水液の運化機能が失調し，水湿が内停した状態。
脾不健運（ひふけんうん）	「脾は運化を主る」。脾が虚弱なため正常な運化ができない状態。主な症状は，食欲不振・腹部膨満感・下痢・腸鳴など。
脾不散精（ひふさんせい）	脾が運化する水穀の精微が脾虚のために生成および運化できない状態。
脾不統血（ひふとうけつ）	脾気が虚弱なために，気血が不足し，気の固摂作用が失調し，血を統括する機能が損なわれた状態。
脾陽虚（ひようきょ）	脾胃虚寒とも呼び，脾のすべての機能低下，さらに虚寒性（脾陽不足で温煦機能が失調し陽虚生寒となって出現する）病証を伴う状態。

脾陽不振（ひようふしん）	脾気の衰弱が進み温煦機能が失調した病態。温養・運化ができないために，胃腸および全身の寒涼症状が出現する。
鼻絡受損（びらくじゅそん）	外傷などにより，鼻部の経脈，絡脈が損傷を受けた状態。
風火邪客（ふうかじゃきゃく）	客とは人体に侵入した外邪を指す。風邪・火邪が人体に侵入した状態。
風火痰互裏（ふうかたんごり）	風邪・火邪・痰邪が互いに，裏で結した状態。
風寒湿阻絡（ふうかんしつそらく）	風邪・寒邪・湿邪が結合して経絡に侵入し，経絡の疏通が阻害された状態。
風寒襲肺（ふうかんしゅうはい）	風寒の邪が肺に侵襲したため肺の宣発機能が失調した状態。
風寒束肺（ふうかんそくはい）	風邪と寒邪が肺に侵襲し，肺の働きが拘束され，宣散・粛降の機能が障害された病態。
風寒束表（ふうかんそくひょう）	衛気不足から体表を防衛できない。風邪と寒邪が肌表に侵襲し，皮膚の固密作用が失調し，弛緩することにより，身体の冷え，発汗が止まらないなどの症状が起こる。
風散熱留（ふうさんねつりゅう）	風邪は散らされ消滅したが，熱邪が依然として体内に停留している状態。
風痰火結（ふうたんかけつ）	風邪・痰邪・火邪が互いに結びついた病邪。
風熱互裏（ふうねつごり）	風邪・熱邪が互いに，裏で結した状態。
風熱襲肺（ふうねつしゅうはい）	風熱の邪が肺に侵襲したため，肺の清粛機能が失調した状態。
腑気不通（ふきふつう）	大腸の気機が不通になった状態。便秘などの症状が現れる。
伏痰内動（ふくたんないどう）	内伏した痰邪が虚風と結びつき，風邪のもつ動の性質から内動する病証。
不通則痛（ふつうそくつう）	中国医学には「不通則痛，通則不痛」という言葉があり，「通じなければ痛む，通じれば痛まない」ないという意味で，気・血が経絡を通じなければ痛みが起こる。
不得系胞（ふとくけいほう）	胞宮の締めつけが弱く，胞宮が正常につながらない状態。
不養肢体（ふようしたい）	気血の不足から，四肢・全身が気血の滋養を受けられない状態。
不容舌面（ふようぜつめん）	気血の不足から，面部・舌面に気血が納められず，血色の悪い状態。

訳注一覧　197

閉阻経脈 (へいそけいみゃく)	経脈の気血の流れが阻害され，閉ざされた状態。
閉阻清竅 (へいそせいきょう)	清竅とは七竅とも呼ばれ，頭面部の五官，すなわち7個の孔竅を指す。痰などの邪が清竅を阻害し閉じた状態。
膀胱失約 (ぼうこうしつやく)	腎の固摂機能が失調し，開闔作用が統轄されず，膀胱が排尿の調節を制約できない状態。
暴受寒邪 (ぼうじゅかんじゃ)	「暴」とは突然の意味。陽虚状態などの虚弱なところへ，突然寒邪を感受した状態。
胞脈空虚 (ほうみゃくくうきょ)	胞脈とは，子宮に付属する脈絡を指し，胞脈が虚弱で空虚 (中が空) な状態。

〔マ行〕

脈気不通 (みゃくきふつう)	脈気とは経気と同じ意味で，経気は経脈・絡脈のなかを運行している気のこと。なんらかの邪気が経絡に阻滞し，気の流れが不通になった状態。
脈絡鬱阻 (みゃくらくうつそ)	気滞を起こし，脈絡で気が鬱滞し，気の流れを阻害した状態。
脈絡瘀阻 (みゃくらくおそ)	瘀血が脈絡を阻滞している状態。瘀血阻絡を参照。
脈絡受損 (みゃくらくじゅそん)	外傷などにより，経脈・絡脈が損傷を受けた状態。
脈絡不通 (みゃくらくふつう)	脈絡の気血の流れが，瘀血や病邪によって阻害され，不通になった状態。
命門火衰 (めいもんかすい)	腎陽不足により，生殖機能が衰退すること。
耗傷腎陰 (もうしょうじんいん)	陰液や精血が消耗し，腎陰が損なわれた状態。
木克土 (もくこくど)	五行学説における相克関係の1つ。肝は木に属し，脾胃は土に属する。肝気が過度に亢進すると脾胃に影響することを指す。肝気犯胃・肝気犯脾・肝旺犯胃を参照。
目失血養 (もくしつけつよう)	目が，肝経の気血の滋養を失ったことにより，正常な目の機能が失調した状態。

〔ヤ行〕

憂慮傷脾 (ゆうりょしょうひ)	思慮が過度であれば，脾を傷る。脾の正常な生理機能に影響を及ぼす。
腰為腎之府 (よういじんのふ)	腰は腎の府たり。府とは邸宅の意味。
陽化風動 (ようかふうどう)	肝腎の陰が極度に虚損することによって，陽気が制約を失い，肝陽が極端に亢進し，風が生じ風邪のもつ動

	の性質から，眩暈・動揺・痙攣などが起こる。
陽気亢逆（ようきこうぎゃく）	肝腎陰虚によって，陰が陽を抑制できなくなり，肝の陽気が亢進し，上逆した状態。
陽気損傷（ようきそんしょう）	陰邪の寒邪が盛んになると陽気は衰え，体内の陰陽のバランスが崩れ，陽気を損傷する。久病・房事過多などが原因になる場合もある。
陽気被遏（ようきひあつ）	陰気が旺盛，あるいは寒邪の影響を受け，陽気が遮られた（遏陽）状態。
陽気閉阻（ようきへいそ）	寒邪が侵入し，さらに寒邪が凝聚し，陽の宣泄機能が阻害され，体内部で閉ざされた状態。
陽虚水泛（ようきょすいはん）	腎陽の虚衰により水液を温化できず，水湿が氾濫し出現する病証。症状は，四肢の冷え・下肢の浮腫。
陽虚内寒（ようきょないかん）	多くの場合，脾腎陽虚証から引き起こされる。陽気不足のため温煦作用が機能せず寒気が内生した状態。
陽失温煦（ようしつおんく）	何らかの原因で陽気が損傷し，陽気の温煦作用が失調した状態。
陽衰寒盛（ようすいかんせい）	陽気が衰退することで，寒気が盛んになった状態。
陽潜于陰（ようせんういん）	陽が潜み，陰に転化。陽消陰長。
陽損及陰（ようそんきゅういん）	陽気の虚損が一定程度に達したために生じる陰精の化生不足。陰陽互根の原理から陰あるいは陽のどちらか一方が一定程度に虚損すると必ず他方の不足を招く。
陽熱証（ようねつしょう）	火熱の邪を感受，あるいは陽気が旺盛となり陰液が欠損し，生体の機能活動が亢進することにより起こる。実熱証のことを指す。
陽明腑実（ようめいふじつ）	多くは陽明の裏熱と燥屎（乾燥した大便）が相互に結合し，腑気を阻滞し邪熱が心神を上擾する状態。

〔ラ行〕

稟賦不足（りんぷふそく）	稟賦＝天賦とは，生まれつきの意。先天性の栄養不足。
流注下肢（るちゅうかし）	下肢に，病邪が流れ注がれること。
流注肌体（るちゅうきたい）	肌膚や身体の各部位に，水湿の邪などが流れ注がれること。

あとがき

　1995年，残暑厳しい北京の9月。当時，私は，中国・大連で1年間の中国語研修を終え，北京に移って来たばかりであった。北京中医薬大学で中医学を学ぶためである。

　北京中医薬大学の教室には，日本語，英語，韓国語，スペイン語などの様々な言語が飛び交っていた。私には，まだ国際針灸班の私と同じ立場の留学生はもちろん，北京に知人もなく，不安と期待，希望が交差するなかで，最初の講義となる「針灸学」の先生が教壇に到着されるのを待っていた。

　私は，2年目にしてようやく中医学の勉強を本格的にスタートできる嬉しさも感じていたが，正直なところは，専門用語の多い中医学の講義を中国語で受けて，講義についていけるのかと不安のほうが大きかった。

　ガチャッとドアが開き，教室に入ってこられた「針灸学」の先生が，本書の原著者・朱江先生だった。朱江先生は，簡単に自己紹介をされたあと，自分が以前日本に滞在されていたときの経験，日本語が話せることなども話され，日本人である私は非常に親近感を覚えたのを鮮明に記憶している。

　その後の北京留学期間中，朱江先生には，中医針灸について多くのことを教示していただいた。なかでも北京留学2年目からは，週に一度，個人的に特別講義を受けさせていただいた。ふだんは講義のない時間に，朱江先生の研究室で補講していただくものだったが，夏期休暇や冬期休暇には，先生のご自宅にまで押しかけ個人講義を続けていただいた。

　個人講義では，「弁証実践練習」という目的で，主訴・年齢・性別症状・病状経緯などが4〜5行にまとめられた病案を渡された。私は，その場で患者に対しているつもりで，分析・診断し弁証を組み立て，導き出された弁証にもとづき治療法則を定め，治療法則にもとづき治療に用いる経穴を選択し，さらに経穴に対しどのような手技を行うかをレポート用紙にまとめていった。ここで一番難しかったのは，すべての症状を1つひとつ中医学的な角度から病因病機を考え，図で表し説明することだった。私なりの弁証，治療法則，選択した経穴や病因病機図を記した答案を作成し，朱江先生が赤ペンで訂正

しながら，解説してくださる形式の個人講義であった。この講義は，1年近く続き，当初はほとんど書けなかった病因病機図も徐々に正確に書けるようになり，それに比例して私の弁証する力，正確性がともに向上していった。ここで学んだ図解による繊細な弁証方法は，今日，私の臨床の礎になっている。

本書の原著『実用針灸医案表解』は，2000年9月に中国で中医古籍出版社から出版されたものだ。じつは，私の「弁証実践練習」講義の際に使われていた教材資料が，当時，朱江先生が執筆中であった『実用針灸医案表解』の原稿であったという経緯もあり，私個人としてもたいへん思い入れのある本である。東洋医学全般，特に針灸に携わる者にとって，中医針灸の基本的な弁証論治法がシステマティックに図解された本書は，日々の臨床上での弁証論治の実践に非常に参考になり，とても心強い。

20世紀なかばまでの中国では，現在の日本のように，針灸や漢方薬を使う医師にも多くの派閥や流派のようなものがあった。しかし中医学が大学教育に組み込まれるにあたり，多くの中医師が専門用語などの統一に努め，中薬の名称，経穴の名称と位置，弁証論治，治療法則など中医学全体の基礎が統一され，中医学を体系的に学ぶシステムが作られたのだという。日本でも同じように，針灸学の基礎や基本の部分はしっかり統一し，横のつながりが生まれるようになることを私は願う。

「病因病機の解説」図のなかの中医学用語については，細かく文章化してしまうと，図解のもつシンプルなわかり易さを損なう恐れがあるので，あえて翻訳していない。しかし，わからない中医学用語に対して1つひとつ読者が中医学辞典で調べていると膨大な時間を費やしてしまう。そこで，原著にない「図の説明」の項目を設け私なりの図解の解釈を執筆し，さらに本書に出てくる内容に限った中医用語辞典として活用していただけるよう，巻末に「訳者注釈」をつけた。

最後に本書の翻訳にあたり，お世話になった山本勝司会長をはじめ，編集部の方々，快く私に翻訳させてくださった朱江先生に感謝します。

訳者　野口　創

【主編者略歴】
朱　江（しゅ・こう）
1954年　湖北省武漢市生まれ。
1979年　北京中医学院中医系卒業。
1983年　上海中医学院針灸経絡研究所針灸系卒業，医学修士号取得。
卒業後，北京中医薬大学で教鞭をとる。1985～86年，日本の東京衛生学園専門学校に交換研修生として学ぶ。
現在，北京中医薬大学針灸推拿学院教授，博士指導教授，前院長。国務院政府特殊津貼獲得者。中国針灸学会常務理事，中華中医薬学会理事，中国針灸学会腧穴分会会長，北京市針灸学会副会長などを兼任。
主な著作に，『現代常用針法灸法的臨床応用』（中国中医薬出版社，2005），『針灸単穴臨床研究』（北京科技出版社，2008）などがある。

【訳者略歴】
野口創（のぐち・そう）
1970年　京都府生まれ。
1992年　行岡鍼灸専門学校卒業，鍼師，灸師，按摩・マッサージ・指圧師免許取得。
1992～94年　カナダ（トロント）SHIATU SCHOOL OF CANADA SHIATU CLINIC（指圧クリニック　Kazu 神谷先生）研修・勤務。
1994～98年　北京中医薬大学（朱江教授），同大学付属東直門病院，北京中医病院，中日友好病院（焦樹徳教授・史載祥教授），河南省南陽市立中医病院（李世珍教授），河南省南陽市張仲景国医大学（李伝岐副教授），同大学付属病院針灸科（李宛亮医師）ほか，多数の先生方に直接指導を受け，中国針灸，中国医学（漢方薬）などを研修。
1998年　奈良市にて登美ヶ丘治療院開院。

［チャート付］実践針灸の入門ガイド

2010年6月10日　　　　　第1版　第1刷発行

原　　書	『実用針灸医案表解』（中医古籍出版社・2000年刊）
主　　編	朱　　江
翻　　訳	野口　創
発行者	井ノ上　匠
発行所	東洋学術出版社

本　　　社　〒272-0822　千葉県市川市宮久保3-1-5
編　集　部　〒272-0021　千葉県市川市八幡2-11-5-403
　　　　　　　電話 047 (335) 6780　FAX 047 (300) 0565
　　　　　　　e-mail：henshu@chuui.co.jp
販　売　部　〒272-0823　千葉県市川市東菅野1-19-7-102
　　　　　　　電話 047 (321) 4428　FAX 047 (321) 4429
　　　　　　　e-mail：hanbai@chuui.co.jp
ホームページ　http://www.chuui.co.jp/

装幀・本文デザイン／山口　方舟　　　編集協力／松村　泉
印刷・製本／上野印刷所

◎定価はカバーに表示してあります　　◎落丁、乱丁本はお取り替えいたします

2010 Printed in Japan©　　　　　　ISBN 978-4-904224-11-3　C3047

中医基本用語辞典

高金亮監修　劉桂平・孟静岩主編
中医基本用語辞典翻訳委員会翻訳
Ａ５判　ビニールクロス装・函入　872頁　　　定価 8,400円

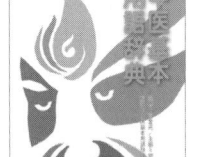

中医学の基本用語約3,500語を収載。引きやすく，読みやすく，学習にも臨床にも役立つ1冊。

- 中医学の専門用語を，平易な説明文で解説。中医学の基礎がしっかり身に付く。
- 用語を探しやすい五十音順の配列を基本にしながら，親見出し語の下に子見出し語・孫見出し語を配列してあるので，関連用語も参照しやすい。
- 中医病名の後ろには，代表的な弁証分型が子見出し語として併記されており，用語の解説に加えて弁証に応じた治法・方剤名・配穴など，治療の際の参考になる情報もすぐに得られる。
- 類義語集・年表・経絡図・中薬一覧表・方剤一覧表など，付録も充実。

中医学の基礎

平馬直樹・兵頭明・路京華・劉公望監修
Ｂ５判並製　340頁　　　定価 5,880円

中国の第5版教材を徹底的に洗いなおした「中医学基礎理論」の決定版。日中共同討論で日本の現状を踏まえながら推敲に推敲を重ねた精華。各地の中医学学習会で絶賛好評を博す。『針灸学』[基礎篇]を改訂した中医版テキスト。

やさしい中医学入門

関口善太著　Ａ５判並製　204頁　　　定価 2,730円

入門時に誰もが戸惑う中医学の特異な発想法を，爽やかで楽しいイラストと豊富な図表で親切に解説する。3日間で読める中医学の入門書。本書に続いて『中医学の基礎』に入るのが中医学初級コース。

中医診断学ノート

内山恵子著　Ｂ５判並製　184頁　　　定価 3,360円

チャート式図形化で，視覚的に中医学を理解させる画期的なノート。中医学全体の流れを俯瞰的に理解できるレイアウト。平易な文章で要領よく解説。増刷を重ねる好評の書。

［詳解］中医基礎理論

劉燕池・宋天彬・張瑞馥・董連栄著　浅川要監訳
Ｂ５判並製　368頁　　　定価 4,725円

212の設問に答えるＱ＆Ａ方式。中医学の基礎理論をより深く理解するための中級用解説書。中国では大学院クラスの学生が必ず学習するテキストである。最新の学説を加えた手応えのある基礎理論。症例に対する弁証論治は初級から中級へ進む人の必読の内容である。巻頭の哲学部分は最新の高レベルの内容を含む。

中医病因病機学

宋鷺冰著　柴﨑瑛子訳　Ａ５判並製　608頁　　　定価 5,880円

病因病機は中医学の核心中の核心といわれる部分。患者の証候を分析し，病因と病態メカニズムを明らかにすることによって，治療方針を立てるのが中医学。診断のポイントであり，治療の指針となる最も大切な部分といえる。

中医学ってなんだろう　①人間のしくみ

小金井信宏著　Ｂ５判並製　336頁　２色刷り　　　定価 5,040円

文化の壁を越え，中医学的な考え方を学ぶ。読めば読むほど，中医学が面白くなる一冊。やさしいけれど奥深い，中医学解説書。はじめて学ぶ人にもわかりやすく，「陰陽五行」「生命と精」「経絡・臓象・気血津液」など，中医学独特の考え方も詳しく紹介。

図表解　中医基礎理論	滝沢健司著　B5判並製　312頁　2色刷り　定価5,040円 図表解を豊富に取り入れ、初学者にもわかりやすく解説した基本テキスト。「陰陽五行・五臓六腑・気血津液・経絡・病因病機・予防と治療」の基本を完全マスター。漢方を運用していくうえで、理論的な基礎固めに最適。
針灸三通法	賀普仁著　名越礼子訳　日本語版監修：賀偉 A5判並製　352頁　定価4,200円 三通法は、『内経』の通調理論にもとづき、さらに歴代の医家の経験を吸収して、著者の臨床経験によって総括した、極めて実践的な針灸。それぞれの刺法の特徴、施術方法をていねい、かつ具体的に紹介。豊富な症例によって運用方法を再現性をもって学べる。
針灸一穴療法	趙振景・西田皓一著　A5判並製　312頁　定価3,990円 1つの疾患に1つの治療穴を対応させた実践治療マニュアル。趙振景氏がまとめた一針一穴の内容を、それに共鳴した西田皓一先生が追試。西田先生の経験をふんだんに盛り込み、日本での臨床的価値をさらに高めている。
【図解】経筋学 ―基礎と臨床―	西田皓一著　B5判並製　2色刷　504頁　定価7,140円 経筋療法を学体系化し、徹底した追試によってその効果を確認。日常診療でよく遭遇する疾患から難病まで幅広くカバーし、豊富な図版によって解説。具体性に富む内容で、臨床ですぐに使える刺針技術が満載。
[CD-ROMでマスターする] 舌診の基礎	高橋楊子著　CD-ROM付き　オールカラー B5判並製　88頁　定価6,300円 CD-ROMを使った新しい舌診ガイド。舌診の基礎と臨床応用法を詳説。付属CD-ROMとの併用で、舌診を独習できる画期的なテキスト。繰り返し学習することで、舌診の基礎をマスターできる。著者は、中国の代表的な診断学研究室の出身で、確かな内容。
脈診 ―基礎知識と実践ガイド	何金森監修　山田勝則著　A5判並製　296頁　定価3,360円 中医学の伝統的な理論にのっとった脈診ガイド。脈理を理解し、脈象の基準をはっきりさせることで、脈象判断が確かなものになる。
[図でわかる] 中医針灸治療の プロセス	朱江・劉雲提・宋琦編　篠原昭二監訳　和辻直・斉藤宗則訳 B5判並製　160頁　定価2,940円 複雑な弁証論治の過程を図表化する。一目で中医学の基本的な考え方が理解できる。中医学の思考方法を学びたい入門者にとって絶好の書。
[症例から学ぶ] 中医針灸治療	邵湘寧主編　名越礼子訳　A5判並製　320頁　定価3,990円 入門者のための症例集。症例学習は、臨床における弁証能力を培う有力な手段である。針灸が適応する63種類の病症が網羅。中医弁証の思考過程をていねいに説明しているので、臨床に応用が効く。症状の変化に応じた針の操作方法についてもきめこまかく解説。
中医針灸学の 治法と処方	邱茂良著　浅川要・加藤恒夫訳　A5判並製　464頁　定価4,830円 針灸の治療法則を体系的に解説。中医針灸学の骨幹をなす「理・法・方・穴・術」の「法」と「方」に重点を置き、理論と臨床をみごとに結合させ、針灸分野においても湯液分野と同じ中医学理論を用いた治療を可能にした。証に合った治療方法を簡単に探せる構成。

『針灸学』シリーズ4部作
兵頭明監訳　学校法人後藤学園中医学研究室訳

シリーズ1 ［基礎篇］ （第三版）	天津中医学院＋学校法人後藤学園編　　B5判並製　368頁　定価5,880円 第二版に文章表現上の修正，補足を大幅に加えた。 日中の共有財産である伝統医学を，現代日本の針灸臨床に活用するために整理しなおし，平易に解説した好評の教科書。	
シリーズ2 ［臨床篇］	天津中医学院＋学校法人後藤学園編　　B5判並製　548頁　定価7,350円 日常よく見られる92症候の治療方法を「病因病機―証分類―治療」の構成で詳しく解説。各症候に対する古今の有効処方を紹介。	
シリーズ3 ［経穴篇］	天津中医学院＋学校法人後藤学園編　　B5判並製　508頁　定価6,300円 全409穴に出典・由来・要穴・定位・取穴法・主治・作用機序・刺法・灸法・配穴例・局部解剖を解説。豊富な図版全183点，日中経穴部位対照表。	
シリーズ4 ［手技篇］	鄭魁山（甘粛中医学院教授）著　　B5判並製　180頁　定価4,410円 著者は，中国の最も代表的な針灸名医。針灸手技全般の知識を，豊富な写真（203枚）と刺入後の皮膚内をイラスト化して丁寧に解説。 ＊旧版『写真でみる針灸補瀉手技』の書名を改め，『針灸学』シリーズ4部作に編入しました。内容は旧版と変わりません。ご注意ください。	

李世珍先生の本

臨床経穴学	李世珍著　兵頭明訳　　B5判並製　824頁　定価10,080円 李家4代100年の家伝の集大成ではあるが，一家伝という狭い経験の世界でなく，鍼灸の弁証論治という一大体系を形成した画期的な書である。いわば現代中医鍼灸学の王道を極めた書といえるだろう。臨床的にも目を見張る効果を生み出す点で，日本鍼灸界にも大衝撃を与えている。太い鍼を使用しながらソフトな「心地よい感覚」を与える。初心者でも割合に短期間に習得できる鍼だ。本書では86穴の効能と手技を示す。
中医鍼灸臨床発揮	李世珍・李伝岐・李宛亮著　兵頭明訳　B5判並製　762頁　定価7,980円 厳密な弁証のうえで，3～4穴の少数穴へ時間をかけた手技を行う。膨大な臨床経験をもとに確立された「李世珍の鍼」の特徴である。李世珍の鍼はけっして一個人の狭い鍼ではない。弁証論治の体系を柱とするきわめて普遍性の高い鍼だ。本書では，中医病名ごとにいかに弁証をし，選穴すべきかを綿密に説く。追試した読者たちから「驚くほどの効果があった」「患者が心地よい鍼だという」といった声が次々に寄せられる。常用86穴の運用方法を詳説する『臨床経穴学』の姉妹篇。

針灸経穴辞典	山西医学院李丁・天津中医学院編　浅川要・塩原智恵子・木田洋・横山瑞生訳 A5判上製　函入　524頁　図206点　　　　　　　　　定価7,035円 経穴361穴，経外奇穴61穴に〔穴名の由来〕〔出典〕〔別名〕〔位置〕〔解剖〕〔作用〕〔主治〕〔操作〕〔針感〕〔配穴〕〔備考〕を示し，ツボに関する必要知識を網羅。重版を重ねる好評の経穴辞典。
針灸二穴の効能 ［増訂版］	呂景山著　渡邊賢一訳　A5判並製　340頁　　　　　定価4,200円 二穴の配合は，すべての鍼灸師が知っておくべき針灸処方の原点。二穴を組み合わせることによって，相乗効果で効力を高めたり，新たな効能を生み出して，単穴とは異なる独特の治療効果を得ることができる。本書には，223対の腧穴の組み合わせが収録され，単穴の作用・相互作用・主治・治療方法・治療経験が詳細に記載されている。増訂版では初版の巻末に2穴の作用一覧など附録を追加。

新しいイメージの中医学学習雑誌
［季刊］中医臨床

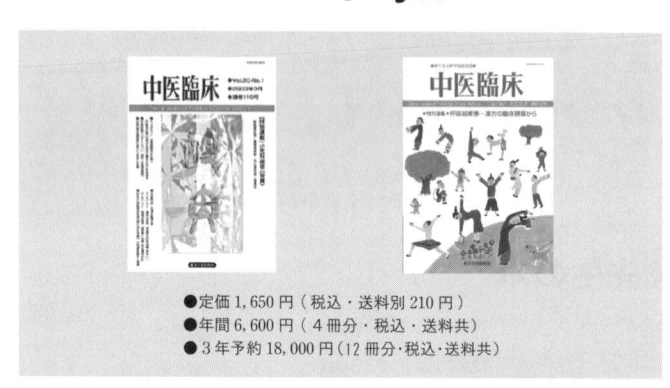

- ●定価1,650円（税込・送料別210円）
- ●年間6,600円（4冊分・税込・送料共）
- ●3年予約18,000円（12冊分・税込・送料共）

短期間に自力で臨床ができることが目標

できるだけ短期間に中医学をマスターして，自力で臨床ができる力をつけていただくことを第一の目標に編集を進めています。中医学を分散的でなく系統的に学べることを念頭に置きながら，疾患・症状の病態本質を見分け，処方・配穴・手技を的確に運用できる能力を身につけることをめざしています。

漢方エキス製剤の中医学的運用

毎号疾患・症状・方剤別の興味深い特集を掲載。疾患の病因病機の分析に重点を置き，症状のどのような変化にも対応できる能力を培います。「病名漢方」でなく，「弁証漢方」に重点を置きながら，エキス製剤の運用効果の向上をめざしています。

中医学を初歩からマスターできる雑誌

読者と双方向性のコミュニケーション

「症例相談」や「症例討論」「質問」のコーナーを設け，読者と双方向のコミュニケーションを強め，臨床力向上をめざしています。「弁証論治トレーニング」では，出題された症例に多くの読者が回答を寄せ，それにコメンテーターが親切に解説を加えています。活気のあるコーナーです。

バラエティーに富んだ誌面

中医学の基礎理論や用語解説など初級者向けのやさしい記事から，高度な難病治療の文献まで，漢方と針灸の両分野を中心に，講演・インタビュー・取材記事・解説記事・症例検討・理論検討・翻訳文献・研究動向・食養・コラム・書籍紹介・ニュース……など多彩な内容。

ご注文はフリーダイヤルFAXで
0120-727-060

東洋学術出版社

〒272-0823　千葉県市川市東菅野 1-19-7-102
電話：(047) 321-4428
E-mail：hanbai@chuui.co.jp
URL：http://www.chuui.co.jp